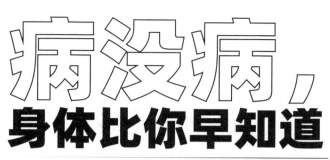

病没病，
身体比你早知道
1分钟发现疾病求救信号

陈志成 著

U0320195

天津出版传媒集团
天津科学技术出版社

图书在版编目（CIP）数据

病没病，身体比你早知道：1分钟发现疾病求救信号 /
陈志成著 . —— 天津：天津科学技术出版社 , 2021.8
　　ISBN 978-7-5576-9529-3

　　Ⅰ . ①病… Ⅱ . ①陈… Ⅲ . ①疾病 – 症状 – 基本知识
Ⅳ . ① R441

中国版本图书馆 CIP 数据核字 (2021) 第 158552 号

病没病，身体比你早知道：1分钟发现疾病求救信号
BINGMEIBING SHENTI BINI ZAOZHIDAO 1 FENZHONG FAXIAN JIBING QIUJIU XINHAO

责任编辑：孟祥刚

出　　版：	天津出版传媒集团
	天津科学技术出版社
地　　址：	天津市西康路 35 号
邮　　编：	300051
电　　话：	（022）23332372
网　　址：	www.tjkjcbs.com.cn
发　　行：	新华书店经销
印　　刷：	唐山富达印务有限公司

开本 880×1230　1/32　印张 7.25　字数 156 000
2021 年 8 月第 1 版第 1 次印刷
定价：49.80 元

特别鸣谢

感谢为本书出版辛苦付出的创作团队成员：毛以林、周柯、黄玉涓、唐思琴、谭雄、张辉、袁倩、郭冰、刘丽芝、王敏、余意。在此向各位表达诚挚的谢意。

Part 1

那些你不知道的事儿

Part 2

得了不用去医院的小毛病该怎么办

Part3
你一定用得着的医学小常识

Part4

到底怎么做才算养生

PART 1

那些你不知道的事儿

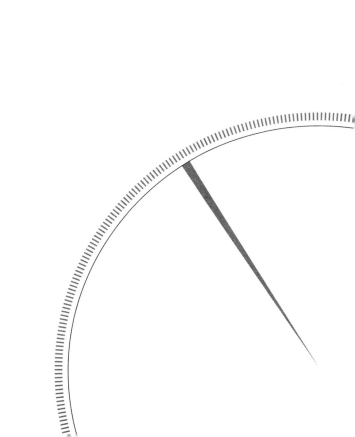

01 不得不了解的尿毒症

　　慢性肾衰竭,俗称尿毒症,是危及人类健康的重大疾病之一,给家庭和社会造成沉重的经济负担。目前,我国尿毒症患者人数逐年增长,且呈现越来越年轻化的趋势,在我接诊过的尿毒症患者中,年龄最小的仅 11 岁。据统计,每 10 人中就有 1 人患有慢性肾病,公众对慢性肾病的知晓率却仅为 12.5% 左右。慢性肾衰如果得不到及时的治疗,就会演变成尿毒症。接下来,我们来了解一下尿毒症。

一、肾到底是用来做什么的

　　正常人有两个肾脏,主要负责排泄体内代谢废物,维持体液、电解质及酸碱平衡,调节内分泌、血压、钙磷代谢以及促进骨髓生成红细胞,等等。当各种原因导致肾脏功能受损,进展到终末期肾脏功能衰竭时,体内的代谢废物不能及时排出体外,同时肾脏的内分泌功能受损,从而引起一系列综合征,此时就会诱发尿毒症。

二、出现这些信号，是你的肾在求救

肾脏是一个沉默又坚强的器官，在早期受损的时候，它并没有表现出太多明显的症状。然而，当肾功能丧失75%以上的时候，我们的身体就会出现比较异常的症状，此时开始介入治疗为时已晚，是无法挽回肾功能的。在肾功能彻底丧失之前，我们的身体会发出以下四大信号，来向我们求救。

信号一：水肿。肾受损后之所以会出现水肿，主要是因为代谢功能异常。初期多见于眼睑、脸颊等皮肤纤薄的部位，随着症状的加重，还会扩散到后背、下肢处等部位，表现为皮肤按压有坑、回弹慢。身体频繁出现水肿，是判断肾损害的一个依据。

信号二：尿中泡沫增多。正常情况下，小便里面应该是没有泡沫的，如果尿里的泡沫细小绵密，久久不散，大多考虑有蛋白尿，蛋白尿是慢性肾脏疾病常见的临床症状之一。肾脏有自我保护的天然屏障，当这个自我保护的天然屏障受损后，会导致大量蛋白质排出体外，蛋白质流失容易引发低蛋白血症，加重水肿的症状。同时抵抗力下降还会增加感染的风险，加速肾受损。正常情况下，我们的尿液应该是清亮微黄的，一旦出现尿液长期多泡沫或者呈现红色，就应该对此引起重视。

信号三：血压居高不下。高血压和肾功能受损可谓一对难兄难弟。单纯的高血压症状如果得不到有效控制，数年之后就可能出现肾功能受损；而肾损害的加重，又会诱发高血压的出现。如果没有高血压的病史，但却出现了血压居高不下的情况，那么很有可能是肾损害的原因。所以高血压病友们除了要关注血压控制以外，还要警惕肾损害。

信号四：夜尿次数增多。健康的肾脏会根据我们的生理状态自行地调节浓缩稀释功能，白天的尿量和次数比较多一些，夜晚就会少一些。一般情况下，正常人夜间排尿一般 ≤ 2 次，尿量为 300 ~ 400ml，占 24 小时总尿量的 1/4 ~ 1/3。随着年龄的增长，白天的尿量与夜间尿量的比值逐渐缩小，到 60 岁的时候，这个比值在 1:1。如果夜间尿量超过全天总尿量的一半，就称为夜尿增多。如果出现肾小管病变的话，肾脏的浓缩功能就会下降，夜尿次数就会异常增多，可能超过 5 次以上，此时，我们应该关注肾功能是否受损。

除了以上这四种信号外，肾病患者还可能出现贫血、恶心呕吐、皮肤瘙痒等症状，当身体突然出现这些症状时，我们就应该提高警惕，及时到医院进行检查。

这几类人，非常容易得尿毒症	
第一类	经常憋尿
第二类	不爱喝水
第三类	经常熬夜
第四类	经常久坐
第五类	口味太重
第六类	常年服药

三、如何预防和治疗

由于尿毒症早期并不会有明显症状，因此很多患者去医院做检查时已经到了中晚期。所以我们在平时要做好预防工作，预防大于治疗。关注肾脏健康，远离尿毒症，我们可以从以下几个方面进行预防。

1. 肾病往往隐藏很深，要早发现。肾脏功能受到损害是个缓慢的过程，因为身体适应了此变化，不会有明显症状，所以容易被人们忽略。积极治疗原发疾病，可以有效地预防肾脏的病变，如急慢性肾小球肾炎、紫癜性肾炎和狼疮性肾炎等，同时也要去除容易引起肾脏疾病的诱因，如糖尿病或者高血压等。

2. 多吃瘦肉，少吃大豆。饮食以低蛋白、低脂肪以及低磷为主，能保护肾脏。为了防止慢性肾衰竭，当肌酐超过$159.1\mu mol/L$时，就要限制蛋白质摄入。一般根据肾小球滤过率来限制蛋白质摄入，尽量选择优质蛋白质，比如瘦肉类、牛奶类或者鱼类等，限制大豆或豆制品等植物蛋白摄入。

3. 避免危险因素。受到感染、创伤和使用对肾脏有毒性的药物时，会加重肾脏疾病，损害肾功能，最终导致肾功能衰竭。所以要定期去医院做检查，及时消除危险因素。纠正不良的坏习惯，避免吸烟喝酒，也不能吃高盐食物。

4. 合理使用药物。听从医生建议，合理使用血管紧张素转化酶抑制类药物，控制血压，及时纠正肾小球高灌注以及高滤过状态，延缓肾衰竭发生。

肾病的黄金治疗时间通常是肾功能处于 1 ~ 2 期时，此阶段尿毒症的防治效果最好。而到 3b ~ 4 期才采取治疗措施，往往疗效欠佳。（温馨提示：肾功能分期和病理分级是两码事。）

日常生活中，我们一定要提高健康意识，坚持"未病先防，既病防变"。预防：① 平衡饮食，勿暴饮暴食；② 低蛋白饮食；③ 多饮水，不憋尿；④ 充足的睡眠；⑤ 定期体检。

最后，很多人认为尿毒症是绝症，只要患病就命不久矣，然而事实并非如此。另外，尿毒症一定是不可逆的吗？当然不是，如果是药物或毒物引起的，及时消除病因后，肾功能可明显好转或恢复正常。（切记不可私自停药、用药，须听取专业医生的建议合理用药。）

俗话说，治病三分靠治，七分靠养，慢性肾病也不例外。要坚持锻炼身体并保持良好的作息习惯。午时睡眠可养肾阳，子时睡眠可养肾阴，建议大家保持"子午觉"的好习惯来护肾。饮食方面可适当多吃韭菜、山药、枸杞等食物，注意养肾补肾。

02 人体虚弱的几种情况要早知道

气虚、血虚、阴虚、阳虚，这些名词我们并不陌生，那如何判断和调理呢？本篇重点讲述这些问题。

一、气虚

不知道大家有没有注意到这样一个奇怪的现象，就是每当季节变换时，身边那些体质差的人会比周围其他人更容易感冒。我曾经接诊过一位患者，30 岁左右的年轻女性，她对自己病情的描述是，平时即使躺着不动也会感觉疲惫不堪，喜欢安静，懒得说话，稍微活动一下，比如爬楼梯，就会呼吸急促、上气不接下气，心慌，容易出虚汗……这位女性就是典型的气虚体质了。

导致气虚的原因有很多，比较常见的几种情况，如先天禀赋不足，后天失养导致气虚；早产，加上后期人工喂养不当，导致偏食、厌食，很容易造成气虚。又如病后气亏、年老气弱、过劳、过度减肥等都是导致气虚的主要因素。

气虚常见的症状表现	
一看	面色萎黄或淡白，精神不振，疲乏、气短、自汗
二听	平素语音低弱，气短懒言
三摸	肌肉松软不实，脉细或弱

气虚体质者，可通过下列方式进行有效调理。

1.注意精神的调养。"以心治神"，调节情绪，切勿独思苦想或愤懑不平，一旦情绪失衡，则会耗气伤身，影响健康。保持乐观、豁达、心情愉快、情绪稳定、心态稳定；不可过分劳神，避免过度紧张，也不可过度思悲。

2.生活起居要规律。"久卧伤气，劳则气耗"，故气虚之人不宜久卧和过劳。春夏主生长，秋冬主收藏，春夏季宜早起，秋冬季宜晚起。夏季午间应适当休息，保证充足睡眠。平时注意保暖，避免劳动或激烈运动时出汗受风。可做一些柔缓的运动，如散步、打太极拳、做操等，并持之以恒。不宜做大负荷运动和出大汗的运动，忌用猛力或做长久憋气的动作。

3.饮食均衡，合理搭配。饮食以益气健脾、易于消化为原则。如山药、黄豆、白扁豆、鸡肉、香菇、大枣、栗子、海参、桂圆、蜂蜜等。宜食平性或温性食物。四季饮食都应加热后食用。少食具有耗气作用的食物，如空心菜、生萝卜等。不宜食生冷苦寒或辛辣燥热的食物，不宜选择过于滋腻、难于消化的食物。三餐饮食规律，脾胃虚弱、消化不良者可少食多餐。均衡饮食配比。保证优质蛋白与脂肪的足够摄入量。

4.加强自我保健。养丹田：两目轻闭，两手重叠放在肚脐下方小腹部，意念轻轻地集中在小腹部约5分钟，能提高人体的精力、体力、智力、免疫力与活力。

提肛法：吸气时慢慢地收腹提肛，呼气时慢慢地鼓腹松肛，反复做20次。能防治脱肛、痔疮、尿频尿急、小便失禁、大便失禁。

二、血虚

血虚是指体内血液不足，肢体、脏腑、五官、百脉失于濡养而出现的全身性衰弱的证候。中医讲的血虚不等于贫血，血虚者实验室指标可以无异常。

血液对男女都很重要，但因为女性的生理特点是以血为用，一生都易耗血：每月的月经耗血，怀孕的时候血要聚集养胎而耗血，生产时的出血会耗血，产后哺乳的乳汁，中医认为是血液所化生的，同样耗血。所以女性更容易血虚。

导致血虚的因素主要有：先天禀赋不足；脾胃虚弱，营养不良；肾精不足，难以生髓化血，以致血液化生无源；各种出血，比如月经过多、产后耗血等。

血虚常见的症状表现	
症状一	面色苍白或黄而无光泽，口唇色淡，指甲淡白，舌淡白
症状二	头晕眼花、易失眠、多梦、健忘
症状三	目干涩，或视物模糊，肢体易麻木
症状四	月经量少而色淡
症状五	毛发不荣
症状六	形体多瘦弱
症状七	脉细

血汗同源，血虚体质者在夏季要防暑热多汗，也不要去做汗蒸之类的所谓排毒方法，因为汗多容易耗血伤津。血虚质其体较弱，要尽量避免强力劳作，致大汗伤气血。血是神志活动的物质基础，所以劳神过度容易伤血，也容易伤脾胃，脾为气血生化之源，所以血虚质尤其不宜过思劳神。推荐太极拳、八段锦、五禽戏、瑜伽等锻炼方式，这些锻炼方式一般会有调呼吸的要求，有利于养气、补气，从而达到气能生血的功效。血虚体质者，可根据自身实际情况采取下列的食疗与药物调治方式进行调养。

1.食疗方法。平时可选桂圆、大枣、牛奶、猪肝、鸡肝、猪心、猪血、鸡蛋、枸杞子、番薯、番茄、木耳、桃、桑葚、葡萄、黑芝麻、花生等。桂圆，也就是龙眼肉。它性味甘、微温，具有补益心脾、养血安神功效，主治气血两虚，尤其是血虚之失眠健忘，可用龙眼肉10g，加上少量白糖泡水，水煎服。如果有心烦症状，可以再加上百合10g。

2.药膳补血法。猪肝鸡蛋汤——猪肝，甘、苦、性温，功效是养肝明目，补益气血，主治肝虚的目昏、夜盲。菠菜猪肝汤——菠菜，味甘、性凉而质滑润，有养血润燥、滑肠通便之功，配上能够补血养肝的猪肝，功效就是补血养肝、润燥滑肠，适用于血虚面色不华、两目干涩、视物模糊、大便涩滞等。

3. 补血常用方。四物汤由熟地、当归、白芍、川芎组成。功效为补血兼活血，调治血虚兼血滞病症或体质。方中熟地补血，补精，补阴；当归补血兼活血；白芍阴血两补；川芎活血为主。考虑到气能生血，可加黄芪补气生血，黄芪还有升提人体阳气的作用，可解决血不上荣的症状；黄芪加当归，比例为5:1的量，为当归补血汤，补血效果更好。若心烦、失眠、多梦，一般加酸枣仁、桂圆肉等具有养血安神作用的药物。若两目干涩、视物模糊，一般加枸杞子、女贞子等养阴血明目的药物。若手足发麻、关节拘挛，加鸡血藤补血活血、舒筋活络。若毛发不荣，可以加桑寄生、制何首乌、旱莲草以养血、乌须发。

4. 常用的中成药。山东阿胶膏、血宝胶囊、复方阿胶浆、柏子养心丸（片）、天王补心丸（丹）、八珍益母丸、八珍丸（颗粒）、乌鸡白凤丸、人参归脾丸、人参养荣丸。因为"精血同源""津血同源"，血虚与肾精、津液的虚亏有一定的关联，所以在调治血虚的同时，注意结合补精、滋阴的食物与方药。补血药多半比较滋腻，吃太多容易伤脾而生湿，同时，也容易壅滞气机而引起胃纳呆滞、腹胀腹泻等。因此，补血多佐以陈皮之类的理气健脾之品。尤其在南方，脾虚湿盛的人比较多，这一方面更要注意。

三、阴虚

阴虚主要是指因体内津液、精血等阴液亏少，出现以内热干燥为主要表现特征的身体状态。

热病后、病久不愈、情志失调、房事不节以及过服燥热之物等，都可能导致阴液损耗，脏腑组织得不到滋养，而形成阴虚的问题。

阴虚的临床表现	
表现一	手脚心发热，容易盗汗、心烦、失眠
表现二	皮肤干，嘴唇干，大便干
表现三	出现口腔溃疡、牙疼、粉刺痤疮
表现四	舌质颜色红，舌苔薄，甚至没有舌苔

大部分阴虚之人好动、性子急，手心和脚心也经常是热的，甚至有人形容，想把手贴在冰冷的墙上才感觉舒服。这是阴虚之人津液匮乏、内热严重的缘故。盗汗，尤其是更年期女性，容易在晚上睡觉时出汗，或者是一睡觉就一身汗。阴主润，阴虚则生燥热。这种燥热会反过来灼烧津液，所以容易出现皮肤干燥、小便量少色黄、大便干燥等情况。阴虚生内火，火性是趋上的，所以大部分的问题都会表现在头面部。如反反复复口腔溃疡、粉刺痘痘等。阴虚的人脉细数，脉搏跳得比平时稍快。阴虚体质者可采取下列方式进行身体的调理。

1.饮食方面多吃滋补肾阴的食物。以滋阴潜阳为法，可以多食鸭肉、燕窝、芝麻、藕、枸杞苗、丝瓜、银耳、豆腐、甘蔗、桃子、西瓜、百合、山药、甲鱼、海蜇等食物。

2.经常按摩具有补阴作用的穴位。具有补阴作用的常用穴位为太溪、照海和三阴交。自行按摩这三个穴位可以滋养阴液，改善阴虚体质。

太溪：在足内侧，内踝尖与跟腱之间的凹陷处。太溪为足少阴肾经原穴，太溪补一经之阴，就是补肾阴。足少阴肾经在五行中属水，肾主水，所以刺激太溪穴能够很好地发挥"补水"，也就是滋阴的作用。按揉太溪穴最好在晚上9～11点，因为这个时候身体的阴气较旺，可以"相得益彰"。太溪有滋补肾阴的作用，适用于阴虚体质偏于肾阴虚的人。

照海：内踝尖下方的凹陷中。照海穴通奇经八脉之阴跷脉。阴跷脉、阳跷脉左右成对，有"分主一身左右阴阳"之说。在按摩这个穴位的时候，闭口不说话，感到嘴里有津液出现，一定要咽到肚子里去。一般来说，点揉3～5分钟后就会感觉到喉咙里有津液出现，疼痛也会随之缓解。

三阴交：小腿内侧，内踝上三寸，胫骨内侧缘后方，正坐屈膝成直角取穴。三阴交是肝、脾、肾三经的交会穴，补三经之阴，也就是补肝经、脾经及肾经之阴。每天按摩2次，每次5～6分钟。孕妇忌按。按摩三阴交主要适用于阴虚体质偏于肺阴虚和脾阴虚者。

3. 注意脏腑阴虚辨证用方。偏于肺阴虚者，经常咳嗽，干咳无痰或是痰少而黏，宜服百合固金汤。偏于心阴虚的人，平时经常失眠、爱做梦、心慌、记忆力差、爱忘事、心烦，宜服天王补心丸。偏于肝阴虚的人，平时头晕眼花，眼睛干涩，视力越来越差，看东西模模糊糊，宜服一贯煎。

脏腑阴虚辨证用方	
肺阴虚	百合固金汤
心阴虚	天王补心丸
肝阴虚	一贯煎
肾阴虚	六味地黄丸

偏于肾阴虚的人，平时总会腰膝酸痛、失眠多梦、潮热盗汗，宜服六味地黄丸。六味地黄丸中用熟地黄滋阴补肾，填精生髓；山茱萸滋养肝肾，并能涩精；怀山药补脾益气而固精。三味药相配，共同发挥补益肝、脾、肾的作用，效力全面，且以补肾阴为主。泽泻泄肾利湿，并可防止熟地黄过于滋腻；丹皮能够清泻肝火，同时可以制约山茱萸的收敛作用；茯苓淡渗脾湿，帮助怀山药健运脾胃。所以本方六味药，体现"三补"配伍"三泻"的特点。六味地黄丸为补肾填精的基础方，阴虚体质偏于肾阴虚的人才适合服用。

四、阳虚

人们常常念叨着阳虚、补阳，又或者说自己是阳虚体质，阳虚那点事儿，总是说不完、道不尽。接下来聊聊阳虚的原因、阳虚的临床表现及如何防治。五脏六腑皆可出现阳虚的表现，其中心阳虚、脾阳虚、肾阳虚最为常见。

导致阳虚的原因有很多。常见的几种情况有：先天禀赋不足，如在孕育时父母体弱、早产或年老受孕等。饮食生冷过度，如夏季饮冰饮料、吃雪糕等。寒凉之气进入人体胃部后使得体内部阴气盛行，反伤了阳气。同样的道理，冬天吃西瓜、喝冷饮也会一样损耗我们的阳气，导致阳虚。此为脾胃阳虚的主要原因。另外，汗出过多，服用药品不当亦会损伤人的阳气，如滥用抗生素，抗生素对胃肠有一定的刺激作用，从中医角度来讲，抗生素会损伤人体的阳气。

还有一种情况很容易被人忽视，那就是生活起居不规律。现在越来越多年轻人喜欢熬夜。其实熬夜不仅伤阴，更伤阳。夜间是体内阳气聚集的时候，如果此时能够按时入睡，阳气才能正常升发，如果休息不当，阳气无法升发，自然会导致阳虚。

同时，经常待在温度低或过冷的房间里也会导致阳虚。房劳过度为肾阳虚的主要原因。夏季有的女性爱美，穿露脐装、短裙，把膝盖露在外边，这都很损伤阳气。

阳虚的临床表现	
表现一	脸色青白灰暗无光泽，失去红润之色，乏血色
表现二	抵抗力下降，明显怕风、怕冷，易感冒
表现三	喜温饮，食欲不振，大便稀薄、不成形，小便清长、夜尿多
表现四	稍活动，即感觉心慌、气短，易出汗
表现五	女性精神萎靡不振，少气懒言，甚至还会有月经不调的症状；而男性则表现为腰部酸痛、阳痿、早泄等

阳气是人体物质代谢和生理功能的原动力，同时也是决定人体生殖、生长、发育、衰老乃至死亡的重要基础。阳气具有温暖、推动、防御等作用。《黄帝内经·素问·生气通天论》云："阳气者，若天与日，失其所，则折寿而不彰。故天运当以日光明，是故阳因而上，卫外者也。"如何补阳气，可从以下几方面着手。

1. 饮食上多吃补阳食物。多食羊肉、葱、姜、蒜、虾米、韭菜、核桃仁、胡椒等食物，少食生冷寒凉食物，如黄瓜、藕、梨、西瓜等。阳虚时，则要多吃有温补作用的食物，如胡椒、羊肉、生姜、韭菜、桂圆等，少喝绿茶和冷饮。同时，可适当选用中药材巴戟天、枸杞子、肉苁蓉、山萸肉等煲汤或泡水喝。

2. 起居规律，多晒太阳。每天坚持20分钟午休。多晒太阳，每次15～20分钟，最好是晒背。也可蒸桑拿、泡温泉等以强壮阳气。做好头、背、腹、关节的保暖。

3. 适当运动，坚持不懈。因"动则生阳"，故阳虚体质之人，要加强体育锻炼。春夏秋冬，坚持不懈。具体项目可依据体力强弱选择适合自己的，如散步、快走、慢跑、太极拳、五禽戏、八段锦等。

4. 日常艾灸保健穴位。艾灸具有温通经脉、祛风散寒、活血助阳及防病保健等多重功效，是阳虚体质者很好的养生手段，做一做艾灸，可缓解虚寒所致症状。命门、关元、中脘、足三里是适合日常艾灸的保健穴位。

最后要特别提醒大家，每种体质，无论治病还是养生都存在差异，即中医所说"一人一方，一病一方"。最好在了解自己体质的前提下，再去选择合适的养生方式。

03 湿气的问题不容忽视

湿气属于中医里面的湿邪，素有"千寒易除，一湿难去"之说。湿气为长夏之气，属阴，其性质重浊，黏腻，是源于水液代谢和运行的产物。

一、如何理解湿气

湿气分为内湿和外湿。

内湿，即体内水湿停滞。其病因主要是不健康的生活方式和饮食习惯，导致脾失健运，水液不能正常输布而化为湿浊；或多食油腻、甜腻，嗜酒饮冷等而湿浊内生。

外湿，即外感湿邪。此种湿气主要是受到季节和地域环境的影响。大暑、立秋、处暑和白露四个节气处于夏秋之交，这些时段经常高温、多雨，空气中湿度很大，人很容易外感湿邪。

南方地区，春末到秋初湿热之气较重，湿热体质的人较难适应，身体会出现莫名其妙的不适感。

湿气重的表现	
一看状态	头重身困无力，常感疲倦，精力不集中；脸爱出油，头发出油；大便不成形
二看体型	形体较胖，尤其是肚子肥满松软；有时胸闷、痰多
三看舌苔	舌头边缘有齿痕，舌苔厚腻泛黄

二、如何祛除湿气

据现代医学统计，有超过60多种疾病与湿气有关。如肥胖、水肿、腹胀、湿疹、皮炎、痤疮、泌尿系统感染、女性白带增多瘙痒等。最严重的是，湿气可能引起顽固性肥胖，这种肥胖可引发一系列的疾病，如高血压、高血脂，甚至会引发恶性肿瘤。因此，去除体内湿气，刻不容缓！那如何才能去除体内湿气呢？

1.尽量避开潮湿环境。人体内产生湿气，除了自身代谢的问题外，有一部分还和环境有关。日常生活中应当注意：不要直接睡地板，地板湿气重，容易入侵体内，造成四肢酸痛。雨过天晴之时，湿气上蒸，尽量避免此时外出。如居住在潮湿环境，可使用除湿机。不要穿潮湿未干的衣服，不要盖潮湿的被子，洗完澡后及时吹干头发，擦干身体。

2.适量运动祛除体内湿气。体内湿气重的人大多数都是饮食油腻、缺乏运动的人。因为常常会感觉身体沉重、四肢无力而不愿活动，但是越不运动，体内湿气就越不能发散出去。建议从慢跑、健走、游泳、瑜伽、太极等慢节奏运动入手。多出汗，减少待在空调房的时间，多运动，让汗出透，有利于气机通畅，加快水液代谢和湿气排出。

3.适当饮用祛湿食物，必要时加入祛湿药材。内湿的形成主要是因为摄取的营养物太多，难以消化，化为湿气；或者食用生冷食物，影响胃肠消化吸收功能。建议适当减少饮酒，减少肥甘厚味、甜食、油炸食品等油腻食物的摄入；少吃生冷食物、冰品或凉性蔬果。中医讲究药食同源，把祛湿气的药材加到平时所吃的食物里，可有效缓解湿气症状。

中国古代医学著作《黄帝内经》中记载了一款食疗祛湿的方子，以红豆、薏苡仁为主。此配方的精妙之处在于：红豆配薏苡仁要通过细火炒制，薏苡仁性寒，所以必须使用炒过的薏苡仁来减轻寒性，否则会伤脾。更需辅以红枣、枸杞、荞麦、葛根，滋补脾胃相辅相成。由于湿气的根本原因在于脾胃的运化功能不足，因此，祛除了多余的湿气之后，还得养脾胃，可用"四君子汤"：人参、茯苓、白术、甘草煲汤，有健脾养胃的功能。其中茯苓为除湿之圣药，在现代医学实验中，也发现了茯苓中的茯苓醇具有利尿作用，排出了体内多余水分，湿气自然得到缓解。还可以通过一些食疗的方式，达到健脾祛湿的功效，如用淮山、茯苓、薏苡仁煲汤，是夏季常用的健脾祛湿汤方。

此外，还可以去正规医疗机构进行针灸火罐治疗，自己在家中可按压或艾灸健脾祛湿的保健穴位，如承山、足三里、三阴交、阴陵泉等。

特别提醒大家注意的是，中医讲究辨证论治，即一人一病一证一方,绝无百人通治的所谓神奇偏方！因每个人体质不同，体内湿气可能存在多种"类型"，如寒湿、暑湿、湿热、风湿等。所以网络上、微信上流行的所谓祛湿小偏方不一定适合每个人，切不可盲目轻信甚至随意长久服用，以免贻误病情或者适得其反导致严重后果。最好的办法是去权威医疗机构就医。

04 2个动作判断肺功能

肺是人体的呼吸器官，肺功能一旦受损，将直接导致身体氧气不足。缺氧将会改变身体的机能和代谢状态，让机体过早衰老。肺部疾病通常起病慢、早期症状不明显，很容易被忽视。45岁以上的人应每年到医院查一次肺功能，特别是长期吸烟者，工作环境接触污染气体、粉尘者，反复咳嗽咳痰者，应定期做肺功能检查。在呼吸系统疾病的鉴别诊断中，呼吸功能评定对于选择治疗方案和疗效评估等方面都有十分重要的意义。我们平时也应注意自测肺功能，发现问题及早处理。今天就教大家几种简单快捷的自测方法。

一、自测肺功能的方法

1.爬楼梯法。用正常速度（不快不慢）一口气爬上三楼，一看爬楼是否费力；二看嘴唇是否发紫，肺功能不好的人因为缺氧嘴唇会出现一定程度的发绀。

2.憋气法。首先做数次深呼吸，然后深吸一口气后开始屏住呼吸，记录能屏住呼吸的时间。20 岁左右的年轻人、健康状况良好者，可持续憋气 90 ~ 120 秒；而一个年满 50 岁的人，憋气 30 秒以上则说明肺功能良好，20 秒以上也不错。

二、六个改善肺功能的小妙招

1.腹式呼吸。吸气时让腹部凸起,吐气时腹部凹入的呼吸法。应根据所患疾病选择立位、坐位或平卧位进行练习。初学者以半卧位最适合。两膝半屈（或在膝下垫一个小枕头）使腹肌放松，两手分别放在前胸和上腹部，用鼻子缓慢吸气时，膈肌松弛，腹部的手有向上抬起的感觉，而胸部的手原位不动；呼气时，腹肌收缩，腹部的手有下降感。病人可每天进行练习，每次做 5 ~ 15 分钟，每次训练以 5 ~ 7 次为宜，逐渐养成平稳而缓慢的腹式呼吸习惯。需要注意的是，呼吸要深长而缓慢，尽量用鼻而不用口。

2.吹气球。深吸一口气然后缓慢将气球吹大，目的是将腹式呼吸、扩胸等动作结合起来。对于慢性阻塞性肺疾病的患者，每天至少吹 40 次气球，可帮助提高肺组织弹性。

3.扩胸运动。伸开双臂，尽量扩张胸部，然后用腹部带动来呼吸，能增加肺容量，尤其有利于慢阻肺和肺气肿病人病情的恢复。

4. 大笑。中医有"常笑宣肺"的说法，大笑能使肺扩张，让人在笑中不自觉地进行深呼吸，清理呼吸道，使呼吸通畅，帮助身体吸收更多氧气。

5. 饮食清淡。少吃刺激食物，多吃些滋阴润肺食物。当痰多时应停食肉类等油脂含量高的食物。养肺的食物有白萝卜、百合、梨、杏仁、柿子、柑橘等。

6. 穴位按摩。太渊穴为肺经的原穴，是肺的元气所发之处。刺激这个穴位，可以有效地改善因元气不足而引起的咳嗽、气喘、乏力等肺部病症，为肺脏提供源源不断的能量，补肺功效非常强。早上醒来时按揉这个穴位的效果最好。大家可以用拇指打圈按揉这个穴位 2 ~ 3 分钟，力度适中，既能补充肺气，又能强健心脏。

05 眼睛是看肝好不好的重要征兆

肝开窍于目，当肝脏受损时，眼睛会发出一些"提示"信号！那么，肝脏健康出现问题，眼睛会有哪些"信号"呢？一起来看看吧。

一、眼睛的信号

1.巩膜发黄——肝胆湿热。"巩膜发黄"是诊断黄疸的重要依据，黄疸多是由于湿热蕴结肝胆，胆液不循常道，随血泛溢引起的以目黄、身黄、尿黄为主要临床表现的一种肝胆病症。可见于病毒性肝炎、肝硬化、胆石症、胆囊炎等疾病。

2.眼红有血丝——肝火上炎。中医讲，"肝藏血、主筋，开窍于目"。饮食油腻，平素易生闷气，就会导致肝火较旺。肝火易循肝经上行，过旺的肝火到眼睛时，就会导致眼睛发炎从而引起红血丝的产生。

3.眼睛干涩、视物模糊——肝阴亏虚。《黄帝内经》曰，"久视伤血"。长时间看书、写字、看电脑等，会使双眼感到疲劳、视力下降。"肝开窍于目"，眼睛与肝脏联系紧密，"久视伤肝""肝藏血"，肝脏具有贮藏血液和调节血量的功能，久视会导致人体内血的损耗，肝血亏虚，使双目得不到营养的供给，从而出现眼干涩、看东西模糊、夜盲等症。此外，还常常伴有头晕、眼花、心慌、心悸等不适症状。眼睛需要肝阴的滋养，若是肝阴不足，供养眼睛的水液缺乏，就会导致眼睛干痒怕光。

二、养肝护肝小妙招

养肝护肝要从饮食习惯、生活起居、日常运动等多方面注意。

1.饮食以清淡为主，禁油腻。保持一定量的蛋白质摄入，多食绿色蔬菜、水果等富含维生素类食物，维生素有助于增强肝脏修复，有解毒功能。

2.睡眠充足不熬夜，保持心情愉悦。晚上11时至凌晨2时，按照中医经脉循行理论，此时肝胆经气血最旺，是养肝血的最佳时间，也是肝脏开始排毒的时间。但是，肝脏排毒需在熟睡中进行。熬夜让肝脏无法完成毒素的排泄，导致新鲜气血无法生成，长此以往，肝脏养不足血，已经受损的肝细胞难以修复反而加剧恶化，对身体就会造成很大伤害。久而久之，不仅会皮肤粗糙，容易疲劳、倦怠，常感口苦咽干，火气大，而且肝脏解毒功能也会受损，使体内毒素在血液中含量大大增加。

3. 合理运动是保肝的又一利器。肝主筋，久坐不动，关节肌腱僵硬，容易失去弹性和柔韧性，肝络失和，会使肝脏疏泄不利。且久坐耗气，脾虚不运，肝郁脾虚，身体里的"垃圾"转运不利，会导致肥胖，加重肝脏负担。此外，久坐不动还会助长沮丧情绪或导致脾气暴躁。

4. 多饮枸杞菊花茶可养肝明目。枸杞与菊花的搭配，最佳作用是养肝明目，因为菊花和枸杞都是护眼的好药材，能有效缓解眼睛疲劳或眼睛干涩的症状，比较适合彻夜温习功课的学生或电脑工作者，以及长期加班的人士饮用。

06 从耳垂褶皱诊断血管异变

人的耳垂是由蜂窝组织构成的，呈现出充盈的状态，主要靠血液支撑，而耳垂中的血液来自耳后动脉、颈浅动脉耳前支。正常情况下，由于各部分动脉对耳垂的供血充足，耳垂充盈无褶皱，呈现出饱满的形状。而当心脏出现供血不足时，可出现耳垂萎缩，此时就会出现耳垂斜纹。也正是如此，耳垂斜纹才能作为诊断早期冠心病或血管异变的重要依据。

一、耳垂斜纹与冠心病的关联

耳垂褶皱一般分为三种程度，有着不同的象征意义。一度斜纹：耳垂上斜纹呈现出浅浅的淡淡纹路；二度斜纹：耳垂上斜纹较明显，目测深度达到1mm，并且贯穿整个耳垂；三度斜纹：耳垂上纹路非常明显，深度超过1mm，斜纹两边分开，并且出现另一道平行的皱纹。当出现三度斜纹时，建议一定要去医院做一次较全面的检查！

虽然耳垂有皱褶的人并不一定患上冠心病，但他们患冠心病的概率比常人高出 8 倍！因此，耳朵上出现皱褶，又有高血压、糖尿病、吸烟、超重、肥胖、高脂血症等冠心病的危险因素，就应尽快去医院做心血管方面的检查。即使没有诊断出冠心病，也不能掉以轻心，要积极采取措施预防冠心病的发生。

冠心病典型的症状包括：胸部压迫窒息感、闷胀感、烧灼样疼痛，这些症状在活动后加重，休息后得到缓解，伴有心慌心悸、出虚汗等症状。如果有以上情况出现，应及时到医院检查。若心电图结果提示异常，应做更进一步的检查。

二、怎样降低冠心病发病率

1. 以粗粮为主，减少盐摄入量。多吃蔬菜及蛋白质含量高的食物，主食以粗粮为主，吃 7 ~ 8 分饱适宜；适当忌口，少吃甜食、动物油、含盐量高的食物；盐的摄取量也有指标，世界卫生组织建议，每人每天摄入的盐量应小于或等于 6g；每晚睡前喝 1 杯牛奶，不仅可以降低血压，还可以预防骨质疏松。

2. 量力而行合理运动。心血管病患者不宜参加过于剧烈的运动，要量力而行，循序渐进，持之以恒。建议每天运动一次，一次 30 分钟，一周运动 5 次是最适量的。

3.注意生活起居的规律性。保证充足的睡眠,避免过度劳累。戒烟限酒也是科学生活方式之一。

07 身体里的火

中医认为，人体内是有火的。"火"能够推动人体的各种机能的正常发挥。但是这种火应该保持在一定的范围内，超过正常范围就是邪火，人就会出现不适症状，主要表现为红、肿、热、痛、烦等症状。上火在日常生活中十分常见，疖肿四起、红肿热痛、两眼红赤、咽喉干痛、声音嘶哑、口腔糜烂、鼻腔热烘、鼻出血、牙疼肿胀、烦躁失眠、舌红苔黄、尿少尿黄便干等，这些表现在中医上属于热症和火症的范畴。

中医认为"火"产生的原因多是风、寒、暑、湿、燥、火等邪气，侵入机体化生的结果。此外，脏腑机能失调、精神受到过度刺激、生活丧失规律、嗜食辛辣油腻，也易引起上火。"火"在肺则咳嗽，"火"在肝则失眠，"火"在胃则口臭，"火"在心则口舌生疮。

一、肝火的表现症状及调理

肝火旺常见的表现症状：肝火一般是长期郁闷引起的，常见表现是心烦易怒，抑郁爱叹息，口苦口干，胁肋部不舒服甚至疼痛，头晕胀痛，面红目赤，口苦口干，耳鸣；更甚者突发耳聋，失眠，多噩梦，小便少而且黄，大便干，舌红苔黄。

肝火多由外界刺激引起，所以调整情志、稳定情绪非常重要。焦躁情绪会火上浇油，保持心情舒畅有助于调节体内的火气。药疗方面，肝太热者可用金菊花、溪黄草、夏枯草、白芍等平肝息火的药材合煎饮服。不宜吃辛辣、海腥、过腻过酸、煎炸食品。

二、心火的表现症状及调理

心火旺常见的表现症状：心烦失眠、胸中烦热、面赤口渴、便干尿血、口舌生疮、肌肤疮疡、舌尖红。

降心火需要调节情绪，减少紧张，少生心事烦事。尤其是减少思虑那些迟延不决、步骤繁杂、涉及众多人际关系的烦心事，以免心火气盛，诱发心脑疾病。中药材可以选用莲子心、金银花、菊花、淡竹叶等清心火，可单选一种来泡水，代茶饮用。平日也可以多吃点绿豆，有去心火的作用。

三、胃火的表现症状及调理

胃火旺常见的表现症状：胃部灼热疼痛、口疮口臭、腹胀、心烦口渴、容易饿、牙龈肿痛、面颊发热、便秘等。胃火旺一般是长期暴饮暴食、无节制吃辛辣食品所引起的。同时，火气也因饮食的量、质和时间三大因素的不同而不同。轻微胃火盛者，好像永远吃不饱，其实是胃热给大脑的错觉；到火盛至某一个阶段，就会变成什么都吃不下，可以说是物极必反。

胃火调节应当遵循清热、清滞的原则，要饮食节制，太过热气的东西少吃，甜腻的食物少吃，饮食上应增加黄绿色蔬菜与时令水果，以补充维生素和无机盐的不足，并且适当注意口腔卫生。

四、肺火的表现症状及调理

肺火旺常见的表现症状：咽干疼痛、咳嗽胸痛、干咳无痰或痰少而黏、口鼻干燥、潮热盗汗、手足心热、失眠、舌红。

常用的清肺热食材有橄榄、罗汉果、胖大海，可以单选一种来泡水，代茶饮用。平时可多吃点牛蒡、梨、百合、薄荷等食物，有清肺热的作用。除肺火，也可用呼吸咳嗽洗肺法，通过深呼吸和主动咳嗽，帮助呼吸道排出分泌物，增强免疫力。

五、肾火的表现症状及调理

肾火旺常见的表现症状：小便灼热、腰脊酸软、耳鸣、手足心热、面部潮红等。肾火旺的人会出现典型的头晕目眩、耳鸣耳聋、牙齿松动或疼痛等症状，有的还会伴有腰膝酸痛及遗精等。

养生原则是补阴清热，滋养肝肾。平时可以用枸杞子泡茶饮，另外加服中成药六味地黄丸等。

08 快速判断身体缺乏哪种维生素

维生素是一种必需营养素，对于人体生长、代谢与发育至关重要。人体生理需要的维生素总量虽然很少，但是人体自身无法合成或者合成量不足以满足人体正常需求，必须通过外界食源补充。一般情况下，饮食习惯健康的人不会发生维生素不足的状况。饮食结构不均衡、消化吸收障碍、需求量增加等原因，可能导致某些人群维生素缺乏。此类人群包括：偏食的人；素食主义者、节食者和厌食症患者；妊娠妇女和儿童由于其营养需求量增加，也容易出现维生素的缺乏。

人体必需的维生素分析如下。

人体必需的维生素一览表		
维生素种类	维生素缺乏常见症状	补充食物
维生素 A	皮肤干燥，头发干枯，呼吸道感染，眼睛干燥、畏光、多泪、视物模糊等	动物内脏、西兰花、菠菜、胡萝卜等
维生素 B_1	四肢发麻，食欲不振，消化不良，肌肉软弱无力，易浮肿等，易患多发性神经炎和脚气病等	粗粮、谷物、鸡蛋、瘦肉、奶制品等

维生素种类	维生素缺乏常见症状	补充食物
维生素 B_2	嘴唇发红，有裂纹易溃烂，口角呈乳白色，出现各种皮肤病，对光有过度敏感的反应	鸡蛋、奶制品、豆类等
维生素 B_6	肌肉失调，神经障碍，妊娠出现过度的恶心、呕吐等	肉类（如牛肉、鸡肉、鱼肉等），动物内脏，谷类（如燕麦、麦芽等），豆类（如大豆等），坚果类（如花生等）
维生素 B_{12}	贫血，月经不调，食欲不振，记忆力减退等	奶制品，肉类（如猪肉、牛肉、鸡肉、鱼肉等），动物内脏等
维生素 C	伤口不易愈合，牙齿出血，容易感冒	新鲜水果蔬菜，如鲜枣、辣椒、猕猴桃、橘子、橙子、山楂、韭菜、菠菜等
维生素 D	多汗，心情抑郁，可能出现患骨质疏松，儿童患软骨症等	动物肝脏、瘦肉、牛奶、羊奶、蛋黄、鱼类、蘑菇
维生素 E	免疫力下降，代谢失常，女性容易造成不孕、流产等	食用油（如麦胚油、玉米油、花生油、芝麻油等），坚果（如杏仁）
维生素 K	凝血功能不正常，导致鼻出血、尿血、皮肤黏膜淤血、胃出血等	绿色蔬菜、动物肝脏、鸡蛋等

　　需要提醒大家注意的是，维生素 C 并不能预防感冒，日常补充维生素 C，当感冒来临时可能会缩短感冒病程，但如果已经感冒再服用维生素 C，并不会使感冒病程缩短。另外，肾功能较差的人不宜多服维生素 C。同时要注意，在均衡饮食的条件下，经常接触阳光，可以促进维生素 D 的吸收。腿抽筋可能是缺维生素 D，但也可能是缺钙，或者是着凉。不能单凭一种症状说明缺乏某种维生素。

09 解读甲状腺功能指标是项技术活

　　甲状腺功能检查通常分甲功三项、甲功五项和甲功七项三种，内容如下表。

检查种类	检查内容	适用情况
甲功三项	TSH、FT_3、FT_4	常用于体检、初筛甲状腺疾病
甲功五项	TSH、FT_3、FT_4、TT_3、TT_4	已经确诊甲功有异常并在服药的患者，复查时最好查甲功五项
甲功七项	TSH、FT_3、FT_4、TT_3、TT_4、TPO-Ab、Tg-Ab	

一、各项指标所代表的意义

　　1.T_3 和 T_4（即三碘甲腺原氨酸 TT_3 和甲状腺素 TT_4）。它们是甲状腺激素合成过程中的产物，是兄弟俩，T_4 比 T_3 多一个碘基团。这两项结果的异常提示甲状腺功能有异常，但往往和临床表现不直接相关，所以 T_3 和 T_4 结果异常不需过度担心。

2.FT_3 和 FT_4（游离 T_3 和游离 T_4）。游离 T_4 是发挥甲状腺功能的最主要激素，它的异常往往与甲亢或甲减直接相关，根据 FT_4 的结果高或低可以直接诊断甲亢或甲减。所以说，FT_4 虽然只占 T_4 很小比例，但它的作用却是很大的，判断甲状腺功能的结果以它为最重要。FT_3 则是 FT_4 的好兄弟，它与哥哥 FT_4 共同发挥甲状腺激素作用。根据 FT_3 和 FT_4 结果是高还是低，可以直接判断甲亢还是甲减。

3.TSH（促甲状腺素）。TSH 最大的特点是与 FT_3 和 FT_4 相反，即 FT_3/FT_4 越高，TSH 越低。TSH 是预示甲状腺功能的标志，TSH 低，提示即将发生甲亢；TSH 高，提示即将发生甲减。

4.Tg-Ab（甲状腺球蛋白）。反映甲状腺合成功能和甲状腺量的指标。对良性疾病没有特别意义；对于甲状腺癌患者，如果接受过甲状腺全切除，Tg-Ab 水平则反映有无复发，即甲状腺来源组织的多少，Tg-Ab 值低于 $1\mu g/L$，或动态变化不升高，则不提示复发。

5.甲状腺抗体（球蛋白抗体、过氧化物酶抗体）。不管它们升高多少，只是提示甲状腺炎（桥本氏病），不必在意抗体水平，它们与甲状腺疾病严重程度没有关联，而且治疗以后抗体水平也不会下降，所以不必太在意。

总结一下：FT_3 和 FT_4 反映甲状腺功能状态，与 TSH 水平相反；甲状腺抗体水平与疾病程度无关。

二、甲状腺术后甲状腺功能化验结果如何解读

1. 首先明确优甲乐的主要成分是 FT_4，甲状腺片则含有 FT_3 和 FT_4。

2. 甲状腺术后不论服药与否，FT_3 或 FT_4 高将对心脏产生影响，最好不要使这两项指标过高，特别是病人同时有心跳加快时。

3. 良性甲状腺疾病术后，用药的目的是把甲状腺功能维持于正常水平，TSH 是调节药量的依据，因此，TSH 高，或 FT_3/FT_4 低，需要补充优甲乐。FT_3 / FT_4 正常，而 TSH 升高，也提示甲状腺功能不足，需要补充优甲乐。反之，TSH 降低，则说明药物过量，需要减量。

4. 甲状腺癌术后需要抑制 TSH，即 TSH 水平越低越好。因此，需要增加优甲乐，FT_4 升高，会压低 TSH。

10 高度重视中风先兆

中风，又称脑卒中，是一种急性脑血管疾病，它包括脑缺血和脑出血两种类型。脑血管病是一种发病率、患病率、致残率及病死率极高的疾病，在我国，脑卒中已成为居民死亡的第一大病因。在中风前，我们的身体会出现一些异常，这时我们应高度重视并及时就医。

一、缺血性中风征兆

中风虽来势急骤，但在发病之前，也是有一个病理演变过程的，其中有一个脑循环轻度失调，但又可以恢复的阶段，临床上表现为各种先兆症状，常在中风发生前数分钟至数天内出现。

1. 眩晕。中老年人中风前兆，会反复出现瞬间眩晕，突然自觉头晕目眩，视物旋转，几秒钟后便恢复常态，可能是短暂性脑缺血发作，是中风的先兆，应及早诊治，防止中风发生。

2.一过性黑朦。单眼突然发黑，看不见东西，几秒钟或几十秒钟后便完全恢复正常，医学上称单眼一过性黑朦，这是中老年人中风先兆最常见的症状，是脑缺血引起视网膜缺血所致。

3.言语不畅。脑供血不足时，人体运动功能的神经失灵，常见症状之一是突然说话不灵或吐词不清，甚至不会说话，但持续时间短，最长不超过24小时，应引起重视。

4.手臂无力。中老年人除颈椎病、糖尿病外，如伴有头痛、眩晕、头重脚轻、舌头发胀等症状，或单侧肢体乏力，站立不稳，很快缓解后又发作，一定要当心。

5.跌倒发作。脑血管硬化，引起脑缺血，运动神经失灵，可产生共济失调与平衡障碍，而容易发生跌倒，这也是一种中风先兆症状。

6.哈欠不断。如果无疲倦、睡眠不足等原因，出现连续的打哈欠，这可能是脑动脉硬化、缺血，引起脑组织慢性缺血缺氧的表现，是中风病人的先兆症状。

对以上症状若置之不理，可能会引发严重后果。因为这些先兆症状的发生可能提醒患者其身体内已经存在一定的病理基础，如果不做处理，这些病理基础可能还会持续存在或加重，并引发中风。

当发现患者突然发病时不要惊慌，立即拨打120求助。在等待120时，让患者位于安全、空气流通、温度适宜的空间，及时解开患者衣领，清除口鼻分泌物及活动性假牙。

急性缺血性中风占所有中风的 60% ~ 80%，国内外治疗指南推荐对于缺血性中风发病 3 小时内且符合溶栓条件的患者，应尽快给予静脉溶栓治疗。溶栓的时间窗是 3 小时，即在发病后的 3 小时内到达医院进行 rtPA 静脉溶栓治疗，如果超过 3 个小时，溶栓治疗的效果会显著降低，所以在对中风患者救治中第一强调的是"抢时间"。

二、出血性中风

出血性中风俗称脑出血，是中老年高血压患者常见的严重脑部并发症。出血性中风是指非外伤性脑实质内血管破裂引起的出血，最常见的病因是高血压、脑动脉硬化、颅内血管畸形等，常因用力、情绪激动等因素诱发，故大多在活动中突然发病，临床上出血性中风发病十分迅速，主要表现为意识障碍、肢体偏瘫、失语等神经系统的损害。它起病急骤、病情凶险、死亡率非常高，是目前中老年人致死性疾病之一。一般出血性中风发病前有以下几个先兆。

1.剧烈头痛。这种头痛没有明显诱因，很多人开始都是断断续续头痛，但后来转化为持续性头痛。根据每个人的病情不同，症状持续的时间可能不一。

2.眩晕。很多人在发生出血性中风前都会出现不同程度的眩晕，突然感到天旋地转，站立不稳，抬脚费力，甚至摔倒在地上。

3.一侧麻木。很多人在出血性中风发生前都会出现面部、胳膊、手指的麻木，特别是无名指。如果常常感觉左右半身麻木，应该考虑脑内小血管是不是出现了问题。如果麻木的同时，出现上肢或者下肢乏力，情况就更加危急了。

4.眼前黑朦。突然一过性的眼前黑朦，或者一只眼睛出现识物不清，看东西模糊，甚至出现重影。这些都可能是出血性中风的前兆，千万不能大意。

5.舌根发硬。突然感觉舌头根部僵硬，舌头膨大，话说不清楚，甚至舌头痛，吞咽困难。

6.经常呛咳。在喝水或者进食的过程中莫名出现呛咳，这也是很多人出血性中风的先兆。

7.握力下降。手臂突然失去握力，比如拿一个东西明显感觉拿住了，却掉在地上。

8.常流鼻血。正常流鼻血并不可怕，但是如果伴有高血压，还经常会出现流鼻血的症状就要小心了。

9.白天嗜睡。一些人在出血性中风发病前都会出现嗜睡的症状，即便是在精神很好的白天也睡意明显，有非常疲惫、睡不够的感觉。

如果出现3个以上症状，并伴有高血压等疾病就要小心了。最好及时到医院进行系统检查，千万大意不得。一旦错过最佳治疗时机，就可能落下终身残疾。

预防出血性中风，平时要注意做到以下四点。

1. 控制好高血压。高血压是导致出血性中风的主要诱因，因此，预防出血性中风主要是要控制好血压。控制血压主要是要平稳，使24小时内血压的"波峰"和"波谷"接近，这样可以避免血压波动对血管壁的损害。

2. 保持情绪稳定。高血压的发生与精神状态有明显的关系，情绪突变、精神冲突等都会引起交感神经兴奋，导致血管收缩及其他自主神经反应。

3. 防止身体过度劳累。体力劳动和脑力劳动不要过于劳累，超负荷工作可能诱发出血性中风。

4. 注意保暖。寒冷的冬季正是出血性中风多发季节，血管收缩，血压容易上升，要注意保暖，使身体适应气候变化，还要根据自己的健康状况，进行一些适宜的体育锻炼。

11 免疫力是人体最重要的防御机制

免疫力是人体自身的防御机制，是人体识别和消灭外来异物（病毒、细菌等），处理衰老、损伤、死亡、变性的自身细胞以及识别和处理体内突变细胞、病毒感染细胞的能力。《黄帝内经》一书中记载："正气存内，邪不可干，邪之所凑，其气必虚"，说明人体健康的关键在于"正气"，即自身抵御疾病的能力。

一、免疫力低的几类人群

一个人正气强盛，就能有效地抵御外邪，从而不容易生病，或者生病后自愈能力强，也就是通俗意义上的免疫力强。这种人即使接触了病毒，人体也可能会自行把病毒清除掉。如果正气不足以抗御邪气，就容易感受外邪侵袭或者机体功能失调出现疾病，这就是通俗意义上的免疫力差。以下四种人为免疫力差人群：

这几类人，免疫力差	
第一类	吃得太挑的人
第二类	熬夜者
第三类	悲观者
第四类	不运动者

1.吃得太挑的人。长期挑食、偏食的人往往营养摄入不全面，导致免疫力差，继而引发许多小毛病。因此要改掉偏食挑食的不良习惯，均衡膳食。

2.熬夜者。睡眠不足会使免疫系统功能降低。体内的 T 细胞负责对付病毒和肿瘤，如果得不到充足的睡眠，T 细胞的数目会减少，生病概率随之增加。不过不一定要睡 8 小时，只要早上醒来觉得精神舒畅就可以。古人云："一夕不卧，百日不复。"避免睡前太过兴奋，尽量保证睡觉前身心处于放松状态。

3.悲观者。医学研究证实，免疫力强弱与人的情绪和心理压力有着很大的关系。乐观的人不仅生活更积极，还能有效增强自身免疫力。而闷闷不乐、情绪紧张、心理压力大的人比乐观开朗的人免疫力会差一些。当人们面对不良情绪时，要学会及时化解，否则这些小情绪就会变成大情绪，从而影响免疫力甚至肌体健康，这也是"病由心生"这个词的科学解释。

4.不运动者。"宅"已成不少人的主流生活方式，天天"宅"在家，人也会"懒死"。坚持运动能改善身体各系统的调节能力，加快新陈代谢，增强免疫力。经常不运动的人，身体气血运行变慢，肌肉松弛无力，免疫力也会下降。

二、提升免疫力的关键点

1. 养脾胃。脾胃是人体的后天之本、气血生化之源。我们吃的食物，先到胃里，通过胃的消化腐熟，把食物传给小肠，小肠进一步消化，把有营养的部分提取出来，把物质精微转交给脾，脾再负责把这些物质精微转化为气血能量，输送到全身。把食物变成气血能量，主要是在脾胃里完成的，所以又说脾胃是气血生化之源。只有脾胃正常运转，才能源源不断地提供全身所需的气血，养护我们的正气。一般来说，脾胃差的人肌肉薄弱、无力，平素胃口较差，更容易生气、发火。

2. 确保睡眠。一般来说，深度睡眠使人体自愈力增强。我们可以通过晚上少吃、睡前少看电子设备、做一些缓慢的运动、睡前适度静坐等途径助眠。让自己的内心静下来，收获更好的睡眠。

3. 适当运动。适当的运动能增强人体脾肾功能，帮助人体获得更强的免疫力。不过，靠运动提高免疫力不能只靠突击。一般来说，每天 1 个小时的运动，持续运动 12 周，免疫细胞数目才会开始增加，免疫力才会相应增强。如每天走路至少 6000 步（体力较强者可慢跑），每天做 30～60 个下蹲（体力较弱者，可放慢速度），练练太极、八段锦、瑜伽等。

12 及时发现肿瘤早期症状

恶性肿瘤早期，身体是有一些蛛丝马迹的，但往往被大家忽视了，出现这5个信号一定要警惕。出现这些信号不等于100%患癌，但如果任由发展可能会变成真正的癌，所以一旦发现以下这些症状，需要提高警惕，及时采取措施。

一、皮肤发生变化

1.出现黄疸现象。肝胆胰系统，如肝癌、胆管癌、胆囊癌、壶腹周围癌、胰头癌、肝门或胆总管周围淋巴结转移容易出现黄疸现象。肿瘤组织堵塞或压迫胆管，胆汁经由胆管流入十二指肠受阻，胆管内压力增高，胆汁逆流至肝内血窦后进入血液，结合胆红素升高而引起黄疸。

2.皮肤出现紫癜或瘀斑。皮肤出现暗红色大小不等、按压不褪色的斑点，表现为紫癜或瘀斑。最常见于白血病，其次是骨髓瘤，以及骨髓受侵犯的淋巴瘤。这些肿瘤可以直接影响到血小板的数量和功能，当血小板数量少到一定程度就容易发生紫癜，尤其是双下肢。

3. 皮肤瘙痒。生在淋巴、胃、肠、肝、卵巢和前列腺等处的肿瘤，有时会伴有皮肤痒等症状。

二、莫名发热，持续时间长

不少癌症病人会出现发热情况。这是因为在癌细胞大力繁殖的过渡期，血液供应不能满足需要，会有大量的癌细胞坏死液化，释放出致热物质，使体温升高。

三、体重突然减轻

如果在短时间内食欲减退，体重急剧下降，尤其是一个月内体重下降了10公斤以上，要警惕患肿瘤的可能。

四、尿频尿急

尿频尿急的出现是因为膀胱、前列腺黏膜与黏膜之下的肌

肉和神经受到肿瘤的刺激，是受到损害的表现，要警惕膀胱癌
与前列腺癌。

五、突然长肿块

有一些肿瘤，包括良性的以及恶性的肿瘤，在早期很难通
过临床症状来发现，或者说是症状非常轻微，经常被患者所忽视。
因此对于一些高危人群建议定期体检，包括化验检查以及影像
学检查。

几种常见的恶性肿瘤及临床表现	
乳腺癌	乳头或肿块表面皮肤出现牵拉，"橘皮样"改变，或是腋窝触及肿大淋巴结
淋巴癌	颈部、腋下、腹股沟的皮下以及腹部等部位出现无痛性肿块。伴随症状包括夜间盗汗、发烧、疲劳、不明原因的体重减轻
甲状腺癌	喉结附近的肿块持续增大，且数周不消退。随着时间推移，可能伴有声音嘶哑、呼吸和吞咽困难等症状

PART 2

得了不用去医院的小毛病该怎么办

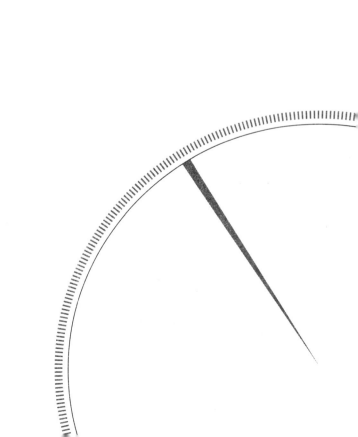

01 打呼噜的治疗法

说起打呼噜，我们每个人都不陌生，但要说人为什么会打呼噜，就没几个人能说出所以然来了。

遇到打呼噜的困扰时，大多数人并不会选择去看医生，毕竟在大众看来，打呼噜也算不上是一种病，还严重不到需要去医院的地步。遇到这类问题，人们更倾向于在网络上寻求答案。但网上的回答也是五花八门，并不能切实解决实际问题。

接下来，我将从以下几方面更加科学地为大家答疑解惑。

一、睡觉打呼噜是病吗

打呼噜，也称打鼾，指睡眠时口鼻发出响亮而刺耳的噪音，人们并不知道自己打鼾，但伴侣会注意到鼾声及打鼾者张口睡觉的现象。

通常人们认为，睡着就打呼噜的人一定睡得挺好，鼾声响亮，睡得更香。但事实上，打鼾不一定是个好兆头。

打鼾者除了鼾声，也会有张口睡觉及辗转反侧的现象，会干扰自己及伴侣的睡眠，导致白天精力下降、注意力不集中，容易困倦和打瞌睡。严重的打鼾，也可能预示着打鼾者患有阻塞性睡眠呼吸暂停综合征，会严重威胁人体健康。所以总是大声打鼾的人，应该引起重视。

二、容易打呼噜是什么原因

打呼噜是因口鼻吸入空气，气流通过口腔顶后部（软腭）到达肺，引起咽喉部组织发生振动，因而产生鼾声。所以打呼噜往往代表着你睡觉的时候呼吸不畅。

而呼吸不畅的原因有很多种，比如：

1.睡觉的姿势不对。平卧是常见的睡姿，然而平卧会使舌头和软腭下坠，阻塞呼吸道引起打鼾。

2.饮酒过多。喝酒以及吃一些镇静药物时会使喉部咽部肌肉松弛，更容易导致打鼾。

3.饮水过少。当身体缺水时，鼻腔和咽部的分泌物会比较黏稠，引起打鼾的症状。

4. 熬夜。长期熬夜工作后，睡眠会变得很深，这样咽部肌肉就更容易松弛，加重气道阻塞症状。

5.鼻腔堵塞。当鼻腔由于感冒或过敏等情况而阻塞时，呼吸气流就会变得很急，人就容易打鼾。

6.枕头不洁。尘螨、宠物皮屑等都是潜在的变应原。床垫和枕头中存在的变应原会加重鼻腔堵塞情况，导致打鼾或让打鼾更严重。

7.肥胖。肥胖的人出现阻塞性睡眠呼吸暂停综合征的概率也远高于普通人，夜晚打鼾的情况更常见。

三、打呼噜需不需要正规的治疗

很多人都发现，侧睡的时候，鼾声就明显减小或者消失了，但这却不是根本的解决办法。因为多数人睡觉都会有自然的翻身动作，何况，对于出现阻塞性睡眠呼吸暂停综合征的人，侧睡时也是有症状的。因此，针对打呼噜的治疗，我们不妨尝试以下方法：

1.生活方式干预。首先，体胖者首选减肥，还要改变不良的生活习惯。白天劳逸结合，避免过度劳累；三餐规律，晚餐不宜过饱；不熬夜，睡前不喝浓茶、咖啡，尤其是睡前3小时戒烟酒。

2.使用口腔矫治器。矫治器可以帮助患者在睡眠时将下颌往前伸，带动口腔的软组织向前移动，起到通畅呼吸的作用。

3.持续气道内正压通气（CPAP）。这是一种家用的呼吸机，患者睡觉时将鼻罩带上，吸气时 CPAP 呼吸机会自动将氧气泵入呼吸道中，用适当的气压维持呼吸道的开放，防止塌陷。

4.严重者外科手术治疗。手术主要用于那些本身咽部结构就有问题，或者鼻腔内有病变的患者，但手术也并不一定能完全解除梗阻，一部分患者术后还是需要辅以 CPAP 的治疗。

目前针对打呼噜（打鼾）、睡眠呼吸暂停综合征还没有真正有效的药物可以治疗，但医疗器械方面口腔矫治器和 CPAP 呼吸机两种方式被证明有效。

总之，打呼噜不一定是一种病，但也不能简单地认为睡觉打鼾就是睡得香的表现，严重的睡眠呼吸障碍更是一种需要引起重视、及早干预的疾病，"鼾声如雷"者应该更多地关注睡眠呼吸方面的问题。

02 急性咽喉痛

喉咙痛也称为咽喉疼痛，是一种很常见的病症，它多发于一年中的寒冷季节。

引起咽喉痛的因素有很多，包括病毒、细菌感染，过敏反应，极干燥的环境，灰尘、香烟、废气、热饮料或食物对咽喉及口腔黏膜的刺激等。牙齿或牙龈感染有时也会累及咽喉，慢性咳嗽、胃食管反流及说话声音过大同样会刺激咽喉，声音嘶哑是常见的伴随症状。

一、引起咽喉痛的原因

出现咽喉痛症状的疾病可能是感冒、急性扁桃体炎、急性咽炎、急性喉炎、咽白喉、鹅口疮、咽峡炎、咽后壁脓肿、急性会厌炎、传染性单核细胞增多症、粒细胞缺乏症、急性白血病、咽喉部肿瘤、吞咽神经痛、鼻窦炎、百日咳以及病毒感染，甚至是心肌梗死。此外，还应注意区分咽喉疼痛是细菌还是病毒引起的，为治疗提供依据。

常见病因	疾病类型
病毒感染	普通感冒、喉部感染、传染性单核细胞增多症、流行性腮腺炎、疱疹性咽峡炎、流感等
细菌感染	链球菌性咽炎、扁桃体炎症或感染、扁桃体周围组织感染、会厌炎症、悬雍垂炎症等
刺激或损伤	过敏性鼻炎、胃食管反流、咽喉深处损伤等

注：咽喉痛既是症状亦是病名，多种疾病都可能导致咽喉疼痛，临床表现不尽相同。

引起咽喉痛的原因有很多，症状较轻时，患者往往尚可耐受，很少就医；急性咽喉痛时患者不适症状明显，正常的进食饮水吞咽都会有剧烈的疼痛感。

一般的咽喉痛，严格意义上来说并不是大病，比如口腔黏膜溃疡导致的咽喉痛，就不需要特别用药处理，过一段时间就会自己痊愈。如果是饮食不当引起的，则需要饮食清淡，多喝水，也可以服用一些清热降火的凉茶。如果是熬夜、抽烟饮酒多引起的咽喉痛，那就需要戒烟戒酒，保持充足的睡眠。如果咽喉痛反复发作，长期没能痊愈，就需要去医院做检查，找出病因及时治疗。

二、急性咽喉痛的抗生素疗法

急性咽喉痛寻求治疗时，要注意区分属病毒性还是细菌性，由此决定是否需要抗菌治疗。2018 年英国国家卫生与临床优化研究所（NICE）推荐咽喉痛抗菌治疗方案如下表：

	抗菌药物	剂量和疗程
第一选择	青霉素	500mg，4 次 / 天，或者1000mg，2 次 / 天；疗程 5 ~ 10 天
对青霉素过敏或不耐受的第一选择	克拉霉素	250 ~ 500mg，2 次 / 天，持续 5 天
	红霉素	250 ~ 500mg，4 次 / 天，或者 500 ~ 1000mg，2 次 / 天；持续 5 天

注：2018 年英国国家卫生与临床优化研究所（NICE）推荐咽喉痛抗菌药物选择。

除非咽喉痛是由细菌感染引起的，否则一般不需开具抗生素处方。因为抗生素不会杀死病毒，对症状没有治疗效果。而病毒是引起咽喉痛最常见的原因，使用抗生素会不必要地产生抵抗抗生素的菌株。此外，病毒引起的咽喉痛不使用药物，大部分患者的症状也会在 1 周左右消失。如果症状长时间没有改善，也可以尝试寻求中医治疗。

三、急性咽喉痛的中医疗法

针对急性咽喉痛，也可以选择尝试中医疗法，可根据不同症状，选用适合的中成药，也可以采取针灸治疗。

急性咽喉痛常用的中成药	
症状	中成药
外感风热，症见咽喉疼痛、吞咽不利，兼有发热、恶寒、头痛等外感症状	可选用清开灵颗粒、复方金银花颗粒等清热解毒，消肿止痛
痰热壅盛，症见发热咽喉痛、吞咽困难、咽部异物感、痰黏着感、咯吐不爽	可选用黄氏响声丸、十味龙胆花颗粒等清热化痰，宣肺利咽
肺肾阴虚，症见咽喉干燥、灼热疼痛不适，伴干咳，少痰或无痰	可选用利咽解毒颗粒、养阴清肺糖浆等养阴润肺，清热利咽

　　注：其他的中成药有蒲地蓝消炎片、西瓜霜润喉片、金嗓子喉宝、清咽丸、铁笛口服液等。

　　若尝试针灸治疗，一般选用的常规穴位为少商穴。

急性咽喉痛针灸取穴：少商穴	
定位	大拇指末端桡侧，指甲根角侧上方 0.1 寸 [①]
手法	传统疗法是取少商穴放血
操作方法	1. 以针灸的银针，常规消毒 2. 在拇指的少商穴上迅速点刺，挤出 5 ~ 10 滴血 3. 用一手手指甲缓缓掐另一只手的少商穴，力度渐加，以自己最大忍受限度为宜
次数	反复多次或按至疼痛消失

---

　　① 中医的寸指的是同身寸，以患者拇指指关节的宽度作为一寸，以患者的食指、中指、无名指和小指并拢，以中指中节横纹处为准，四指横量作为三寸。

03 烤馒头治胃病

说到烤馒头治胃病这个问题，你一定产生过怀疑，得了胃病这么简单就能治好了？烤馒头治胃病真的有用吗？有什么科学依据吗？

一、什么是胃病

所谓胃病，就是与胃相关的许多疾病的总称，它们有一系列相似的症状，就是上腹胃脘部不适、疼痛，饭后饱胀、嗳气、反酸，或者恶心、呕吐等。临床上常见的胃病有急慢性的胃炎、功能性消化不良、胃潴留、胃溃疡、急性胃扩张、胃息肉以及胃癌等。

作为消化道的一部分，胃几乎无时无刻不处于生、冷、辣、硬等饮食，以及随饮食进入的大量微生物的攻击之下，胃病是临床最为常见的疾病。导致胃病的原因也有很多，遗传、环境、饮食、药物、细菌、吸烟和过度饮酒都可能会导致胃酸过度的分泌以及破坏胃十二指肠的保护层，引起胃病的发生。

胃是人体受纳和消化食物的器官，发生胃病时常表现为局部的疼痛不适，如果不注意及时治疗，会导致更严重的情况发生。对于胃病患者来说，应该加强饮食调养，注意饮食方面的原则问题。饮食要定时定量，注意营养搭配，避免一些不当的饮食习惯造成的胃病。胃病反复发作病情较重者应引起重视，积极寻求专科治疗。

二、烤馒头为什么可以治疗胃病

烤馒头可以用于治疗胃病，主要是因为胃病大多数是由于胃酸分泌过多，腐蚀了胃部黏膜，使胃部黏膜出现损伤所致。通常来说，可以口服抑制胃酸的药物进行治疗。

吃烤馒头治胃病，算是一种食疗的方法，因为烤馒头表面会有一层糊化层，能够起到中和胃酸、保护胃黏膜的作用。但要注意食用时要细嚼慢咽，使馒头与消化液充分接触，这样更有助于消化和吸收。

三、胃病患者在饮食方面应该注意什么

胃病跟很多不当的生活习惯有关，平素饮食应该定时定量。

早餐一定要吃好，午餐要吃饱，晚餐要吃少，避免出现暴饮暴食、大鱼大肉的情况。

注意膳食平衡和饮食营养搭配。避免偏食，食物种类应多样化，营养摄入要均衡，注意补充多种营养物质。适当吃一些粗粮和谷物，多吃营养丰富的新鲜水果和蔬菜，多吃富含膳食纤维的食物，这些都有利于调节胃肠道功能，提高黏膜的屏障保护作用，能够很好地预防胃病的发生。

注意饮食卫生，避免病从口入。有些细菌、病毒会对肠胃造成严重的伤害，如幽门螺杆菌（Hp），长期受到此类病毒、细菌的感染，会导致胃黏膜发生变化，诱发胃炎、胃溃疡、十二指肠溃疡甚至胃癌等消化道疾病。一旦发现幽门螺杆菌感染阳性的患者，就要进行抗幽门螺杆菌的治疗，可以选择三联或四联疗法，包括两种抗生素，外加一种质子泵抑制剂（PPI）以及铋剂。对于幽门螺杆菌克拉霉素已知耐药率 <15% 的地区，以及对于没有过大环内酯类暴露史的患者，2017 年美国胃肠病学院（ACG）指南推荐用克拉霉素三联方案作为主要的经验性治疗根除 Hp 方案，并获得食品与药物管理局（FDA）批准，具体方案如下：PPI（标准剂量，如奥美拉唑 20mg），一天 2 次；克拉霉素 500mg，一天 2 次；阿莫西林 1g 或甲硝唑 500mg，一天 2 次。使用三联疗法时，疗程 14 天最佳，当患者对青霉素过敏时，可用甲硝唑替代阿莫西林。初次治疗一般选择三联疗法，如治疗不见效，再选择四联疗法。

多吃一些温胃养胃的食物。多吃小米粥、紫米粥、薏米粥、八宝粥、烂面条等易消化且具有养胃功效的食物，也可以适量地喝一些酸奶。少吃生冷刺激的食物，多吃新鲜食品；不吃霉变食物；少吃熏制、腌制、富含硝酸盐或亚硝酸盐的食物，避免饮食不当对肠胃造成伤害。

注意饮食的酸碱平衡。当胃酸分泌过多时，可以喝牛奶、吃馒头或面条等以中和胃酸，避免吃酸性及多脂肪食物。当胃酸分泌减少时，可多食用一些浓缩的肉汤、酸奶、带酸味的水果或果汁等，以刺激胃液的分泌，帮助消化。

尽量不要喝浓茶、浓咖啡。避免粗糙、浓烈、辛辣食物及长期大量饮酒、吸烟等，以减少肠胃负担。

04 治疗口腔溃疡小妙招

口腔溃疡俗称"口疮"，是一种常见的发生于口腔黏膜的溃疡性损伤病症，多见于唇内侧、舌头、舌腹、颊黏膜、前庭沟、软腭等部位。

口腔溃疡发作时疼痛剧烈，局部灼痛明显，严重者还会影响饮食、说话，对日常生活造成极大不便；还可能并发口臭、慢性咽炎、头痛、头晕、恶心、乏力、烦躁、发热、淋巴结肿大、便秘等全身症状。

一、不能简单地认为口腔溃疡就是"上火"

目前，口腔溃疡的病因和发病机制尚不明确，但可能与局部创伤、压力、饮食、药物、激素，以及维生素和微量元素缺乏等因素诱发有关。比如：

1.重口味的饮食。有的患者平素不爱吃蔬菜水果，身体就很有可能会缺乏维生素，导致自身免疫力下降。再加上夏季天气炎热干燥，如果这时候饮食偏重口味，尤其是嗜食辛辣刺激和煎炸炙烤的食物，就很容易上火而引发口腔溃疡。

2. 不规律的作息。现在的年轻人，大多生活习惯不太好，晚上喜欢熬夜、喝咖啡，生活特别不规律，这些生活起居中的"坏习惯"，对口腔黏膜具有很大的杀伤力。

3. 负能量的情绪。天热时人容易烦躁，再加上压力过大，或者过于紧张焦虑，就容易心火旺、肝火旺，中医认为，心肝火旺，火热上扰可能出现口舌溃疡、咽喉肿痛等症状。

4. 遗传。口腔溃疡也可能是遗传所致，如果父母有严重的口腔溃疡疾病，那么子女也可能会频繁地出现口腔溃疡。人的体质很大部分是先天遗传来的，本身是阴虚或者湿热体质的人患口腔溃疡的可能性就更大了。

5. 系统性疾病。大部分的人都认为口腔溃疡只是小小的疾病，不会给身体带来太大的损伤。但反复的口腔溃疡也可能是系统性疾病的一个表现，很多全身疾病都会表现为局部口腔黏膜溃疡，如系统性红斑狼疮、白塞病等免疫疾病，往往会出现反复口腔溃疡，需要引起足够的重视。

二、如何应对口腔溃疡

对于口腔溃疡，发作时的治疗主要是镇痛、防感染，可以使用具有黏膜修复作用的药物涂抹患处，用温和的漱口水或盐水漱口，或使用口腔溃疡贴片。

情况严重时需及时就医，遵医嘱使用相关药物治疗。《口疮中医临床实践指南（2018）》推荐口腔溃疡药物治疗见下表：

辨证用药		
内服治疗	心脾积热证	导赤散和泻黄散
	胃火炽盛证	清胃散
	阴虚火旺证	六味地黄丸、知柏地黄汤
	脾虚阴火证	补中益气汤、补脾胃泻阴火升阳汤
	寒热错杂证	甘草泻心汤
具体用药		
局部治疗	涂敷法	养阴生肌散、冰硼散、西瓜霜等
	含漱法	北沙参、黄连水、三黄水等
	喷雾剂	口腔炎喷雾剂、金喉健喷雾剂等

使用药物治疗口腔溃疡的同时，更要做好自我调节。

1.保证清淡的饮食。多吃清淡的菜肴及富含维生素的食物，如苹果、芹菜、菠菜等；不要吃辛辣、刺激性的食物，如油炸的食物、辣椒做的菜和零食等；荔枝、榴梿等容易上火的水果也要尽量少吃。

2.养成良好的生活习惯。早起早睡，戒除烟酒，坚持锻炼，做到生活起居有规律，保证充足的睡眠和愉悦的心情。同时，要养成定期去医院检查口腔的好习惯，口腔医生可以及时根据口腔状况提供口腔保健指导和帮助，更好地维护口腔健康。

3.保持口腔卫生。良好的口腔卫生环境，可以减少口腔内细菌的滋生，防止食物残渣的堆积造成口腔的感染。在日常生活中要养成早晚刷牙、饭后漱口的习惯，也可以用漱口水或者生理盐水来清洁口腔。

目前可行的治疗方法只能减少溃疡发生的频率和减轻溃疡发生的严重程度，尚无理想的方法防止其复发。所以，如果口腔溃疡超过两周还不愈合，溃疡面大且深、溃疡点多，一定要到医院及时就诊，查明原因，不可抱有侥幸心理。

05 正确认识红霉素眼膏的作用

说到红霉素眼膏，相信很多人都不陌生，可以说是药店很常见的一类外用药膏了。现在红霉素眼膏的应用非常广泛，但红霉素眼膏并不是所有人都能用，它有其适应证和禁忌证，下面就让我们来深入地了解一下红霉素眼膏。

一、红霉素眼膏的抑菌作用

红霉素是从红霉素链霉菌的培养液中提取得到的，属于大环内酯类抗生素，它的抗菌谱与青霉素相似。它的作用主要体现在：

对革兰氏阳性菌，如葡萄球菌、化脓性链球菌、肺炎链球菌、溶血性链球菌及梭状芽孢杆菌、白喉杆菌等有较强的抑制作用；对革兰氏阴性菌，如淋球菌、螺旋杆菌、百日咳杆菌、布氏杆菌、流感嗜血杆菌及嗜肺军团菌等有一定的抑制作用；对某些支原体、螺旋体、衣原体及立克次体等也有一定的抑制作用。

临床上红霉素可以作为青霉素过敏患者的替代药物，用于治疗溶血性链球菌、肺炎链球菌等敏感菌株所致的上、下呼吸道感染，以及敏感溶血性链球菌引起的猩红热及蜂窝织炎，也可治疗白喉及白喉带菌者。

此外，红霉素还可用于军团菌病，支原体属、衣原体属等所致的呼吸道及泌尿生殖系统感染等。

红霉素眼膏的药物主要成分就是红霉素，浓度约为 0.5%，辅料是一些凡士林及液体石蜡。常规来说，红霉素眼膏属于眼用制剂，可用于沙眼、结膜炎、睑缘炎，及眼外部感染等。

二、红霉素眼膏的临床应用

红霉素眼膏在临床上的应用是十分广泛的，一方面是由于它的抗菌作用；另一方面是它所含有的羊毛脂、凡士林、液体石蜡有润滑、保湿以及隔离的效果。

1. 眼部疾病：红霉素眼膏有隔离、抗菌和润滑的作用，可以减少眼部手术过程中出血和感染的机会，提高手术成功率。此外，红霉素眼膏还可以预防全麻手术患者眼部并发症的发生，将眼部损伤降至最低，且此方法经济、可靠、方便。

2. 鼻腔疾病：联用相关药物治疗儿童鼻出血时，红霉素眼膏在发挥其抗菌作用的同时，在鼻腔皮肤表面形成一层保护膜，可以提高鼻黏膜愈合质量，降低出血的复发率，方法简单，安全可靠。

3. 口腔疾病：外涂患处治疗口腔溃疡时，红霉素眼膏除发挥抗菌作用外，其所含凡士林还能起到保持创面湿润的作用，效果明显。

4. 皮肤疾病：涂红霉素眼膏于眼周创面，可以降低感染，减少愈合时间，愈合后无疤痕和色素沉着，效果好且无不良反应。红霉素眼膏还可局部点涂用于治疗细菌感染所致的青春痘，抗菌作用明显，特别是对于一些颜色鲜红、压着疼痛、伴有黄白色分泌物或脓头、炎症比较明显的痘痘效果显著。

三、使用红霉素眼膏的注意事项

对于红霉素过敏者禁用。红霉素眼膏属于抗生素药物，对于真菌感染无效。作为眼用制剂，红霉素眼膏开启后最多可使用4周，否则可能会因为制剂内细菌超标引起眼部不适，而且在使用前一定要将双手洗干净，使用后拧紧瓶盖，以免药物受到污染。哺乳期患乳腺炎的妇女不宜使用红霉素，因为如果药物通过乳汁进入婴儿体内，会影响婴儿的正常生长发育。如果在使用过程中出现局部烧灼感、干燥、发痒、红斑等不适反应，应立即停止使用红霉素眼膏。

06 头发早白怎么办

随着年龄的增加，头发变白是自然规律。如果在 25 岁之前有了白头发，就会被定义为病理性的头发早白。近年来，年轻人白发增多的现象越来越普遍。不少青年刚过而立之年，头上已见丝丝白发，有些甚至 20 来岁头上就已黑白分明，给人以未老先衰之感。

一、头发早白是怎么回事

产生白头发的原因有很多，但从临床上看，常见的诱发因素主要有以下几种：

1. 慢性疾病影响。头发早白常与某些自身免疫性疾病、恶性贫血、甲亢、心血管疾病、早衰等有关，有时也见于中枢或周围神经系统疾病、垂体机能减低等。这类患者血清中可能存在抗黑素细胞抗体，通过活化补体和抗体依赖细胞介导细胞毒的方式直接损伤黑素细胞，导致黑素细胞死亡，继生白发。

2. 心理状况导致。近代医学心理学的研究还发现，情绪的扰乱也可以使头发变白。学习和工作繁忙时，忧思和用脑过度、心灵长期受到刺激等都可使供应毛发营养的血管发生挛缩，继而使头发根部的毛乳头制造黑色素的功能发生障碍，导致在短时间内产生大量的白发。这也是俗语说的"愁一愁，白了头"的道理。

3. 内分泌失调所致。由于心理刺激、疾病等因素使机体处于紧张状态而产生应激反应时，神经内分泌紊乱会导致体内儿茶酚胺分泌增加，使末梢血管收缩而引起微循环障碍，从而使头发早白并表现出其他一些症状。

4. 营养元素缺乏。缺铜和锌，可影响蛋白质、脂肪、糖的代谢及内分泌的功能，导致合成黑色素减少，继而头发早白。

5. 血液供应不足。头发早白也可能是血液循环不畅引起，头发得不到充足的血液供应，就容易变白。当血液偏酸时也会导致头发发黄、变白。

6. 遗传因素导致。头发变白还可能是由于遗传性因素导致，特别是对于一些少年白发，有的在十几岁就出现了白头发，这种现象具有明显的家族遗传倾向。

7. 肝肾阴血不足。中医认为，"肝藏血，发为血之余""肾主骨、生髓、藏精、其华在发"。《黄帝内经·素问·上古天真论》指出："女子七岁，肾气盛，齿更发长……四七，筋骨坚，发长极，身体盛壮。五七，阳明脉衰，面始焦，发始堕。

六七，三阳脉衰于上，面皆焦，发始白。""丈夫八岁，肾气实，
发长齿更……五八，肾气衰，发堕齿槁。六八，阳气衰竭于上，
面焦，发鬓斑白。"这是指人们在一生中头发改变的规律，头
发的生长，不仅依赖于肾中精气的滋养，而且有赖于血液的濡
养。如果人体肝肾亏损，阴血不足，精血衰弱，则头发易枯槁，
易变白。

很多人对早生的白发喜欢用化学染发剂把头发染黑。但经
常用化学染料染发，会带来一定的毒副作用，对健康不利。

二、怎样防治头发早白

一般来说，可以从以下几个方面着手。

1.对于疾病因素导致白发者，应积极治疗原发病。尽快治
愈各种慢性疾病，减少对头发的影响和损害，才能防止长出白
头发，恢复头发正常生长。

2.避免精神紧张和刺激，戒忌发怒、焦虑、抑郁、用脑过度。
保持心情舒畅，避免精神危机，力求心理上的相对平衡对于防
止早生白发至关重要。

3.可以适当补充一些营养素，合理饮食。多吃含蛋白质丰
富的食物，尤其应多吃新鲜蔬菜、水果、禽蛋、黑豆等食物，

补充维生素和微量元素。

4.加强锻炼。增强体质，提高免疫力，促进血液循环，充分供给头发营养。

5.适当口服中成药。可以选择口服首乌片、女贞子糖浆、桑葚膏等，或用何首乌、熟地黄、桑葚子、女贞子、旱莲草、枸杞子、当归等中药治疗，能补肝肾、益精气、养肝血，起到治疗白发的作用。

6.适度地按摩头皮。经常按摩头皮，特别是按摩百会穴，可促进头皮血液循环，松弛神经，消除疲劳，改善头部营养和氧分供应，以达到治疗白发的效果。

总体来说，头发早白的治疗较困难，应以预防为主，要尽力阻止它继续发展。

07 长高的秘密

大多数父母，不论自己长得多高，都希望自己的子女长大以后能成为一个大高个儿。在促进孩子身高发育这件事上，不管是家长还是孩子都在努力，但有时候努力却未必有用。

保证营养是身高发育的首要条件，但很少有家长知道，孩子越胖，身高的增长越容易受到影响。所以盲目地补营养有时会适得其反。

一、哪些因素会影响长高

青少年正处于长身体的黄金阶段，身体高矮决定了一个人的形体美，青少年对身高有一种很强的生理需求欲望。而长高依赖于身体各部分的周期生长——骨骼、器官和各种组织的正常发育。

影响长高的因素主要有遗传、营养缺乏、基础疾病等。

1.遗传因素。影响人身高的因素，遗传约占70%。一般来说父母高的子女也高，甚至祖代的身高都会影响孙代的身高。研究表明，母亲与儿女身高相关程度略大于父亲，父亲与儿女的坐高的相关性又大于母亲。由于遗传是来自父母的遗传基因，是出生之前就已经产生的，因此是无法改变的。

2.儿童的生长发育平稳依赖于营养的均衡。学龄前儿童处于生长发育的关键时期，营养缺乏不仅会阻碍儿童身高和体重的增长，更会对大脑的生长发育产生不良影响，此期营养缺乏是影响长高最主要的因素。

3.很多疾病也会影响长高。如佝偻病、生长激素缺乏症、晚发性甲状腺功能低下、先天性卵巢发育不全等常见的疾病都会导致儿童身高发育不良。

二、哪些办法可以促进身体长高

长得高是多种因素相互渗透的综合效应。就后天可控的因素而言，最重要的是体育锻炼和饮食营养。某些药物对长高也有一定的作用。具体方法有以下几点。

1.加强体育锻炼，促进骨骼生长。从理论方面探索，科学进行体育锻炼时，由于快速压力的冲击作用，会比静止时产生更频繁的电流，直接影响着骨组织的代谢与生长。因此，体育锻炼是保持骨骼健康和促进骨骼生长不可缺少的重要条件。

就锻炼性质与方法而言，三大类运动对身高增长最为有效：首先是球类项目；其次是田径的跳跃项目；最后是游戏类项目。

合理的有氧运动有利于钙的吸收，每天坚持 20 分钟左右的中等强度的运动更有助于钙沉积于骨骼。适当的户外活动，多晒太阳，有助于合成更多的维生素 D，促进人体对钙质的吸收，从而促进骨骼的生长发育。

2.饮食营养。营养与体育是在后天促进身体长高的两项最重要因素。营养要全面，但不是吃得多就能长得高。盲目地补充营养以及偏食都会影响身高发育，多食糖也不利于身高增长。

科学、合理地补钙，应以膳食补充为主，在膳食补充不足或者严重钙缺乏的病理状态下再考虑钙剂补充。

平素宜在正常饮食米、面、肉、蔬菜、瓜果等的基础上，多食牛奶、鱼类、胡萝卜、柑橘、豆类制品五大营养食品，保证营养均衡摄入，有助于促进肌肉和骨骼健康生长。

部分日常食物每 100g 所含钙量见下表：

名称	含钙量（mg）	名称	含钙量（mg）
芝麻酱	1 170	千张	313
虾皮	991	豆腐干	308
奶酪	799	黄花菜	301
全脂牛乳粉	676	荠菜	294

名称	含钙量（mg）	名称	含钙量（mg）
油菜	156	豆腐	154
牛乳	114	大米	6~24
黑木耳	247	黄豆	191
浸海带	241	苋菜	187
黑大豆	224	燕麦片	186
豆腐丝	204	口蘑（白蘑）	169
青豆米	135	芥蓝	128
面粉	27~31	钙面粉	160

3. 药物作用。身高在一定条件下是可以改变的，成长期适当服用钙片或生长激素，对于长高有一定的帮助。研究表明，对婴幼儿进行补充维生素 D 和钙剂治疗，可有效调节其体内的钙、磷代谢，提高骨密度，维持机体生长发育。

儿童补钙可首选钙含量高、胃肠易吸收、安全性高、口感好、服用方便的钙剂。补钙的同时，注意保证蛋白质的摄入，补充维生素及微量元素铁、锌等。

常用钙剂比较：

常用钙剂	元素钙含量（mg）	每片维生素 D 含量（IU）	参考价格（元／瓶或盒）
复方碳酸钙（钙尔奇 D）	每片 600	125	33.80
氨基酸螯合钙（乐力）	每片 275	200	36.80
维 D 钙（迪巧）	每片 300	100	49.00
碳酸钙（龙牡壮骨冲剂）	每包 35	无	26.70
醋酸钙（盖世宝）	每片 150	不详	29.80

注：在选择钙剂时，可根据个人需求选择价格相对便宜、不含有害物质、口感好、易保存、服用方便的钙剂。

4.良好的心理状态和生活习惯是促进身高增长的一个重要因素。良好的心理状态能促进增高所需的激素，即生长激素、甲状腺激素、性激素及肾上腺激素的分泌。睡眠的质和量对于生长激素的分泌也是至关重要的。因此，保持良好的生活习惯对于长高也是大有裨益。

08 汗脚怎么办

提到汗脚，很多人会误以为就是我们常说的脚气。其实，汗脚和脚气是两种疾病。

一、汗脚发生的原因有哪些

汗脚是指脚上的汗腺功能旺盛，脚部易出汗，汗液中的有机质分解，产生一种难闻的刺激性气味。而脚气是指脚部有真菌感染。两者之间的关系是汗脚可能更容易导致感染脚气。

汗脚其实不是病，但很多人都易得。有些人走路或跑步后脚汗出得很多，汗水把鞋袜浸湿，十分难受。脚汗较多的原因大致有这样几个：足部汗腺比较丰富，特别容易出汗；交感神经易兴奋，导致出汗严重，且往往与遗传因素有关。

二、得了汗脚，该如何治疗

不论是夏天还是冬天，汗脚都容易导致鞋里经常汗油油的。在冬季，"汗脚"失去热量的速度较快，容易遭受冻伤。当这种情况发生时，人体会自动关闭浅层皮肤的循环系统，造成对足部的供血不足。供血不足则意味着足部周围的皮肤组织发生坏死，从而造成足部开裂。因此，得了汗脚的人还需尽早治疗。

1.用泡脚的方式祛除脚臭，进行杀菌。

冬季汗脚症状更严重，容易遭受冻伤，可以选择泡脚。在烫脚水中加入明矾 10 ~ 15g，待明矾溶于水中后，在水温适宜的情况下泡脚 15 ~ 20 分钟。中医认为，明矾具有解毒杀虫、燥湿止痒、止血止泻、清热消痰的功效。现代研究证实，明矾还具有较强的抗菌性。因此用热水泡明矾洗脚，能有效治疗汗脚。

平素可以用醋泡脚。醋有杀菌的作用，晚上睡觉前用开水兑上少量的醋（无色的米醋较好），待水温适宜了再泡脚，泡上 20 ~ 30 分钟为宜。

此外，还可以尝试用盐姜水洗脚除脚臭。热水中放适量盐和姜片，加热数分钟，不烫时洗脚，并搓洗数分钟，不仅能祛除脚臭，还能使人感到轻松，消除疲劳。

2. 做好足部保护，养成良好的生活习惯。

保持脚的清洁干燥，换鞋袜勤，趾缝紧密的人可用草纸夹在中间，以吸水通气，鞋子要通气良好。

不穿别人的鞋，不用别人的浴巾、擦布等，不在澡堂、游泳池旁的污水中行走。

在鞋内塞入一些用香料、茶叶、竹炭做成的除臭包，以消除病菌、异味。

鞋柜要保持通风，防止鞋柜传染脚气。也可定期用消毒液擦洗鞋柜或是放入干燥剂，祛除潮气。

脚底、趾间痒尽量不要用手抓，防止病菌传染手指。

3. 注意饮食，加强锻炼，及时调整情绪。

汗脚的人要少吃辛辣易发汗的食物，如辣椒、生葱、生蒜等，否则会加重汗脚症状，影响治疗效果。宜多吃各种富含维生素 B_1 的食物，包括各种粗粮、谷类、花生、黄豆、糙米等。适宜吃高蛋白质食品，可选用各种动物性食品，如蛋类、乳类、鱼类等。

加强锻炼，增强机体免疫力。情绪宜恬静，激昂容易诱发多汗，加重汗脚。勿轻信偏方治疗，以免造成脚部过敏，导致顽固性汗脚。

09 如何预防血栓

现在都提倡说预防血栓，首先我们得搞清楚什么是血栓，它是怎么形成的。

一、什么是血栓

血栓是指在活体的心脏和血管内，血液发生凝固或血液中某些有形成分凝集形成固体质块。正常情况下，血液具有潜在的可凝固性，主要是在外伤、出血等情况下起到局部凝固、止血等作用。但有时凝血过程会被异常情况触发，导致血栓形成。

人体的血管就好比水管，我们知道水管不注意清洁，就会被杂质、沉淀物堵住，而无法正常供水，时间长了水管就会彻底报废。其实我们的血管也是一样，很容易造成堵塞，一旦堵塞，身体就可能出现相应的问题。

二、血栓是如何形成的

堵塞血管的罪魁祸首之一就是血栓，通俗地说就是"血块"，它的形成主要受三个方面的因素影响。

1. 血管损伤。当血管内壁出现了破损，凝血系统中的不溶性纤维蛋白和血小板就会在伤口处形成包围网，凝结红细胞和一些其他物质，形成血块修补创口。即使受损部位痊愈，血块仍然会增加，当达到一定大小时就形成了血栓。

2. 血流缓慢。由于久坐、缺少水分和缺乏运动等原因，下肢静脉血流速度会减慢。导致血液中的不溶性纤维蛋白、血小板、红细胞等更容易凝结成块，而逐渐形成血栓。

3. 血液黏稠。人体血液中会含有一定量的脂质，比如甘油三酯和胆固醇等，当饮食和缺乏运动时，脂质就会增多沉积在血管壁上，久而久之就形成了动脉粥样的斑块。

血栓的发生发展过程中，有一个不可忽视的因素就是久坐。久坐不利于清除血管内斑块，会增大血栓的风险。久坐时，血液流动缓慢，脂肪酸沉积在血管，易阻塞心脏血管。血液循环减缓还会导致大脑供血不足，脑供氧和营养物质减少，损伤大脑。

三、如何有效预防血栓的发生

预防血栓的方法比较多，血栓形成的原因主要是血液高凝状态、血管壁损伤和血液流动缓慢。病因明确，要针对病因进行相应的预防。

1.如果血液流动缓慢，可加强下肢的活动。保持良好的身体状态与愉悦的心情，适当地进行锻炼，如跑步、散步、深蹲、平板支撑运动等，这些都可以促进四肢肌肉的收缩和舒张，避免血管内的血液淤滞形成血栓。司机、教师、医生等经常会久坐久站的人，可以通过穿医用弹力袜，促进下肢血液回流，从而减少下肢血栓的形成。

2.血液高凝状态。可通过口服抗凝药物预防，或是用低分子肝素预防，还可以定期到医院静滴相应药物以疏通血管。患脑梗死、脑出血需要长期卧床的高危人群，可以通过口服阿司匹林、华法林等药物来预防血栓的形成。

3.控制原发病。如有高血压，就要严格控制其血压，有高血脂，就要努力降低其血脂浓度。还可以多食含纤维素的食物利排便，食用山楂、萝卜降血脂。

此外，避免在血管内注射有刺激性的药物，在运动时避免血管相应部位出现外伤，都是预防血栓的有效方法。

10 消除口臭的小妙招

口臭是指从口腔或其他充满空气的空腔中，如鼻、鼻窦、咽喉，所散发出的臭气，它严重影响人们的社会交往和心理健康。

口腔局部疾患是导致口臭的主要原因，但不容忽视的是，口臭也常是某些严重系统性疾病的口腔表现，有一些器质性疾患也会导致口臭。

一、病理性口臭和生理性口臭

1. 病理性口臭

病理性的口臭主要包括口源性口臭和非口源性口臭。

口源性口臭大多因为口腔中有未治疗的龋齿、残根、残冠、牙龈炎、牙周炎及口腔黏膜病等，其中龋齿和牙周疾病又是最常见的相关疾病。深龋窝洞内常残存食物残渣和菌斑，细菌经过发酵分解，产生臭味。牙周病患者常伴有大量的牙石、菌斑，牙周袋内细菌发酵产生硫化氢、吲哚和氨类，因而产生臭味。

非口源性口臭主要因为邻近组织疾病如化脓性扁桃体炎、慢性上颌窦炎、萎缩性鼻炎等，可产生脓性分泌物而发出臭味。临床上常见的内科疾病如急慢性胃炎、消化性溃疡易出现酸臭味；幽门梗阻、晚期胃癌常出现臭鸭蛋性口臭；糖尿病酮症酸中毒患者可呼出丙酮味气体，尿毒症患者呼出烂苹果气味。另外白血病、维生素缺乏、重金属中毒等疾病均可引起口臭。

2. 生理性口臭

生理性口臭主要是由于食用了某些药物或洋葱、大蒜等刺激性食物，抽烟、睡眠时唾液分泌量减少，导致细菌大量分解食物残渣等，引起短暂的口臭。

健康人的口臭可能由不良的口腔卫生习惯造成舌背的菌斑增多、增厚引起。除此之外，还有假性口臭，即患者本人自我感觉有口腔异味，但检查结果为阴性。可通过解释说明和心理咨询得到改善。

非口源性的口臭首先应明确病因，并针对相应疾病进行局部或全身的系统治疗。口腔疾病导致口臭者，应及时对口腔进行内外科治疗，如拔除无用的残根残冠、去除不良修复体、治疗口腔黏膜病等。对于牙周病患者则先进行洁治和根面刮治等基础治疗，再进行系统的牙周治疗和菌斑控制。大部分出现口臭症状者，属生理性口臭，并没有严重的疾病，无须就医治疗，可自行预防处理。

二、养成好习惯，祛除口臭

1.减少口腔内定植的细菌。口腔内的细菌主要是以生物膜的形态存在，可靠机械的方式清除，比如刷牙和使用牙线。同时，刷牙的时候，要注意不单要刷牙齿及周边牙龈，最后还应该刷几下舌背，因为舌头也是细菌定植的场所。

2.清除口内残留的食物残渣。包括肉丝、菜叶、米饭粒这种有形的残渣，也包括糖、淀粉等无形的残渣。

3.养成保持口腔卫生的习惯。比如少吃零食、少喝饮料，饮食后养成清水漱口的习惯，戒烟限酒等。吸烟产生的烟渍会增加牙齿菌斑形成的速度，烟草的燃烧产物可以直接在嘴里生成挥发性硫化物，导致口臭。而酒精会产生乙醛或其他有气味的物质，从嘴里排出，形成特殊的"酒臭"。

4.其他方法减轻口臭。喝茶，茶多酚可以抑制臭菌的生长和产臭能力。使用漱口水，漱口水兼有杀菌和使口气清新的功能。

PART3

你一定用得着的医学小常识

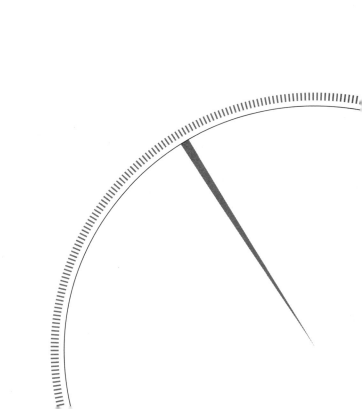

01 人为什么会生病

　　俗话说，人有生老病死。在社会经济快速发展、人们生活水平不断提高的同时，人们的健康意识也逐渐增强，"养生"已成为社会热门词。可即使是医学技术发达的今天，人们似乎也无法躲过"生病"这一过程。那么生病到底是怎么回事？人为什么会生病呢？

　　对于第一个问题，中医认为，万物皆有阴阳，即任何事物都是由阴阳两个对立的属性组成的，对于人而言也不例外。当阴阳处于一个平衡的状态时，人是健康的。但是阴阳是动态的，它们之间是一种此消彼长，但又彼此制约的关系。比如当阴虚的时候，阳就会相对过盛，阳制约阴，使阴虚更甚，这种"阴阳失调"的状态，也就成了我们口中所说的"生病"。

　　而对于第二个问题，其实在中国最早的医学典籍——《黄帝内经》中，就从三个方面做出了回答。

　　其一，内因：正气不足。《黄帝内经·素问·刺法论》："黄帝曰：余闻五疫之至，皆相梁易，无问大小，病状相似，不施救疗，如何可得不相移易者？岐伯曰：不相染者，正气存内，邪气可干。"《黄帝内经·素问·评热病论》"邪之所凑，其气必虚"，这是关于"外邪"致病的原因分析。《黄帝内经》认为，人之所以会受外界影响而生病，虽然与外邪的千变万化有关，但根本原因只有一个：正气不足，也就是原文中的"其气必虚"。通俗来讲，就是人体自身抵抗力不足，由此衍生出来的"百病生于气"，都是和机体的"正气"有关。

其二，外因："六淫"所侵。风、寒、暑、湿、燥、火，在正常情况下，被称为"六气"，是自然界六种不同的气候变化，是万物生长的条件，对于人体无害。气候变化异常情况下，风、寒、暑、湿、燥、火就会外感病邪，成为致病原因，被称为"六淫"。淫，有过度、无节制、太过的意思。六淫，也称为"六邪"。人体在正气不足、抵抗力下降时，"六淫"侵犯人体会发生疾病。《黄帝内经·素问·阴阳应象大论》"风胜则动，热胜则肿，燥胜则干，寒胜则浮，湿胜则濡泻"，则是对六淫致病的临床表现特征的描述。风气太过，可导致多种以动摇为特征的病症，如肢体动摇震颤或头目眩晕；燥邪太过，则津液干涸，导致孔窍皮毛干燥，尿少便干；火热太过，可引起营气壅滞肉理，聚为痈疡红肿；寒邪太过，损伤阳气，阳气不行，聚水成为浮肿；湿邪太过，脾被湿困，失于健运，升降失常，水谷不分而致泄泻稀溏，故濡泻又称湿泻。

其三，不内外因：生病起于过用。《黄帝内经·素问·经脉别论》明确指出："故饮食饱甚，汗出于胃；惊而夺精，汗出于心；持重远行，汗出于肾；疾走恐惧，汗出于肝；摇体劳苦，汗出于脾。故春秋冬夏，四时阴阳，生病起于过用，此为常也。"
认为自然界春夏秋冬顺序递迁是四时阴阳有规律消长的结果，
与此相类比，人体的正常生活行为，无论饮食起居，还是劳作、
情志等，都应有所节制而不可太过。太过而超出人体生理调节
限度，损伤阴阳气血、脏腑功能则可致病。正如张介宾所说："五
脏受气，强弱各有常度，若勉强过用，必损其真，则病之所由
起也。"

　　从《黄帝内经》中，我们可以看出，人生病主要源于正气
不足、"六淫"所侵、生病起于过用这三个原因。而了解人为
什么会生病，这对我们现代人养生具有非常重要的指导意义。

02 如何预防肾衰竭

肾衰竭的出现不仅会影响患者的身体健康，严重时还会进展到尿毒症威胁患者的生命。其实肾衰竭是可以预防的。

一、什么是肾衰竭

肾衰竭是各种慢性肾脏疾病发展到后期引起的肾功能部分或者全部丧失的一种病理状态。肾衰竭可分为急性肾衰竭和慢性肾衰竭。

急性肾衰竭的病情进展迅速，可分为肾前性急性肾衰竭、肾性急性肾衰竭和肾后性急性肾衰竭三类。

肾前性急性肾衰竭的常见病因包括血容量减少（如各种原因的液体丢失和出血）、有效动脉血容量减少、低心排血量、肾内血流动力学改变（包括肾脏血管收缩、扩张失衡）和肾动脉机械性阻塞等。

肾性急性肾衰竭是指肾实质损伤，常见的是肾缺血或肾毒性物质损伤肾小管上皮细胞（如急性肾小管坏死），也包括肾小球疾病、肾血管病和间质病变所伴随的肾功能急剧下降。

肾后性急性肾衰竭的病因主要是急性尿路梗阻。

慢性肾衰竭主要原因为长期的肾脏病变，随着时间及疾病的发展，肾脏的功能逐渐下降，造成肾衰竭的发生。

二、如何预防肾衰竭的发生

在生活中只要注意保护肾脏不受到伤害，就可以预防肾衰竭的发生。那么该如何预防肾衰竭呢？下面我将为大家介绍几种方法。

1. 预防中毒，避免有害因素

研究资料表明 20% ~ 50% 的急性肾衰竭是由药物引起，还有部分是接触有害物质所致，因此，应尽量避免使用和接触对肾脏有毒害的药物或毒物，若意外服用或接触应及时发现和及早治疗。除此之外，严重感染、脱水、尿路梗阻（如结石、前列腺肥大症）、创伤等因素，往往可使原有肾脏疾病加重，肾功能恶化，导致肾功能衰竭的发生。因此，要减少或避免这些危险因素发生，如有发生要及早发现并加以纠正。

2. 积极治疗原发病，采用防治结合的方法

临床上很多肾衰竭都是由原发病转变而来的，尤其是慢性肾衰竭，因此对各种急慢性肾小球肾炎、狼疮性肾炎、紫癜性肾炎或可能累及肾脏的疾病（如高血压、糖尿病）应积极治疗。应采用防治结合的方法，一边治疗原发病，一边及早采取预防措施，补充血容量，增加心排血量，恢复肾灌流量及肾小球滤过率，排除肾小管内梗阻物，防止感染，防止DIC（弥散性血管内凝血）、肾缺血引起的肾实质的损害。同时尽早应用活血化瘀药物，对预防肾衰竭发生也有积极作用。

3. 日常调护

对于已经有慢性肾脏疾病的患者，实验及临床研究证明，合理的低蛋白、低磷和低脂饮食，对其肾功能有保护作用。而对于养生保健来说，中医认为，养生先养肾，肾是"先天之本""生命之根""健康之源"，所以我们日常也可以通过"养肾护肾"的方法预防肾脏疾病，比如足部保暖，由于肾经起于足底，而足部很容易受到寒气的侵袭，所以要特别注意足部保暖。另外，足底有许多穴位，如涌泉穴，"肾出于涌泉，涌泉者足心也"。

每晚睡觉前可以按揉脚底涌泉穴，按摩涌泉穴可起到养肾固精之功效。饮食上我们可以多食补肾的食物，如黑芝麻、黑木耳、黑米、黑豆等黑色食物，另外核桃、韭菜、虾、羊腰等也都可以起到补肾养肾的作用。加强体育锻炼，保持心情愉悦，养成良好的生活习惯，做到多喝水、勤排尿、忌熬夜等都对肾脏有一定的保健作用。

03 "宅"的问题

现代年轻人很多都喜欢自称是"宅男宅女"，"宅"这个字也逐渐成为一种标签。那么到底什么是"宅"呢，我相信大多数人都有自己的具体标准，但大致上讲，也就是只要有时间就喜欢待在家里，足不出户，也不喜欢社交，常独来独往等。而现代生活中，外卖提供的便利，手机网络的吸引力，让"宅"变得越来越容易实现，"宅男宅女"也越来越多。那么"宅"会导致哪些健康问题呢？它对人有什么影响呢？

一、"宅"对身体健康造成不良影响

由于喜欢宅在家，身体缺乏运动，难免导致免疫力不够强，容易患一些疾病。研究发现，冠心病、中风、高血压、糖尿病、骨质疏松症、肥胖症等疾病，更青睐宅在家里的"宅男宅女"，使他们患病风险大大增加。

由于"宅族"基本是喜欢躺在床上、沙发上玩手机玩电脑，颈后部肌肉和韧带最易受牵拉而劳损，导致肩颈腰痛，很容易患上颈椎病、腰椎间盘突出。

"宅族"长时间看手机用电脑，眼睛还会干涩，出现干眼症或角膜炎的概率也会增高，高度近视者还有视网膜脱离的风险。

久坐不动的人，肠道肌肉就变得松弛，蠕动功能减弱，粪便下行迟缓，比较容易便秘，长期便秘则会引起痔疮。除此之外，久坐不动，血液循环减缓，对心肺、脾胃功能都是一种伤害，长此以往，心脏机能衰退，大脑供血不足，伤神损脑，身体各主要器官都会出现病变。

宅男宅女比较喜欢食用可乐、汉堡等高热量食品，久坐不动，摄入的脂类、淀粉会过多地转变为脂肪贮存于体内。长期肥胖，各大、小动脉管内壁将淤积大量脂类，导致全身组织系统供血不足，加速各种疾病的发生。

宅在家，尤其是空调房内，舒适的环境让人安逸懒惰，不愿动脑思考，长此以往，也不利于大脑的活跃与发展，记忆力也会有所下降。

二、"宅"对心理健康造成潜在威胁

除了影响身体健康，长期的"宅生活"，也可能会影响心理健康。最需要我们提防的便是"社交恐惧症"，其主要表现是人会变得封闭，害怕与外界社会接触，一旦进入社交场合，就紧张惊恐，出现心跳加速、呼吸急促、晕眩等症状。在需要社交或表现的场合，对别人的各种看法（批评或拒绝），表现出强烈的焦虑或恐惧。担心自己紧张被看出来，尽可能地回避社交。

当我们看了这么多"宅"所带来的问题，是不是也想要改变这种生活方式呢？不如选个晴朗的日子，约上朋友出门走走，登山聚会，抑或是选个清晨，出去跑步运动，也许你会开启新的生活方式，有不一样的体验呢！

04 睡觉的学问

　　睡觉作为人类的必修课，是人类生活中最为常见的生理现象。人的一生大约有三分之一的时间是在睡眠中度过的。当人们处于睡眠状态时，人们的大脑和身体得到休息、休整和恢复，醒来后能更好地投入到日常的工作和学习中。科学家们研究发现，睡眠质量对人类生活质量和健康质量的影响是巨大的。睡觉和吃饭一样，都是健康路上绕不过去的一道关。可是，明知如此，还是有越来越多的人不自觉地陷入睡眠的重重危机之中。那怎么睡才更科学呢？如何才能睡个好觉？

　　想要好的睡眠，我们先要了解什么是"睡眠周期"。

　　医学研究表明，睡眠存在生物周期，一个周期为 90 ~ 100 分钟，并分为 5 个不同阶段。

　　国际睡眠医学将睡眠阶段分为 5 期：入睡期、浅睡期、熟睡期、深睡期、快速动眼期。阶段 1 入睡期是睡眠的开始，昏昏欲睡的感觉就属于这一阶段。此时脑波开始变化，频率渐缓，振幅渐小。阶段 2 开始正式睡眠，属于浅睡阶段。此时脑波渐呈不规律进行，频率与振幅忽大忽小。阶段 3 和阶段 4 是沉睡阶段，不易被叫醒。这4个阶段的睡眠共要经过60～90分钟，而且均不出现眼球快速转动现象，故统称为非快速眼动睡眠（non-rapid eye movement sleep，简称 non-REMs）。在阶段5，即快速动眼期，睡眠者通常会有翻身的动作，并很容易惊醒，似乎又进入阶段1的睡眠，但实际是进入了一个被称为快速眼动睡眠（rapid eye movement sleep，简称 REMs）的睡眠阶段。因为，此时除了脑波的改变之外，眼球会呈现快速转动现象。如果此时将其唤醒，大部分人报告说正在做梦。

一般来说，一个晚上能够完成4～5个完整的睡眠周期，每周35个睡眠周期是最理想的睡眠状态。这也就是告诉我们不需要纠结在今天是否完成了4～5个完整的睡眠周期，如果平时工作繁忙，我们完全可以把它拖延到双休日来补充一个睡眠周期。不知道你有没有经历过那种第二天起来头昏脑涨、浑身乏力的情况，或者有越睡越累的感觉。如果有其实那是因为你还处在睡眠的前三个阶段就已经被强行打断了。如果我们精力充沛，那一定是经历了一个完整的睡眠周期。因此，如果想要拥有一个好的睡眠，一定要注意睡眠周期，围绕它计算自己的睡眠时间，保证自己是在睡眠周期结束后醒过来，这样一来，你就会拥有活力满满的一天。

05 卧室放什么植物好

卧室是人们睡眠和休息的地方，我们约有三分之一的时间是在卧室度过的，一个空气清新、清幽宁静的卧室环境不仅可以让我们卸下工作一天后的压力包袱，缓解疲劳，还能有助于睡眠。想要营造一个好的卧室环境，摆放植物是个很好的选择，下面我们就来看看卧室适合摆放哪些植物。

1. 仙人球。相信很多人都会在电脑桌旁摆上一盆仙人球，仙人球有一定的防辐射作用也是众所皆知。其实除此之外，仙人球还可以在夜间吸收二氧化碳，释放出氧气，以提高空气中的含氧量，具有一定的助眠作用。同时，仙人球还是个小型"空气净化器"，它可以吸附空气中的灰尘、甲醛，有很好的净化空气的作用，是卧室中摆放植物的不错选择。

2. 吊兰。吊兰是一种四季常绿的植物，不仅观赏性极高，还有很好的净化空气的作用，它可吸收空气中80%的有害气体，吸收甲醛的能力也很强，且花香宜人悠远，令人心旷神怡，是摆放在卧室的极佳选择，尤其适合摆放在新装修的房子里，可吸收装修后的残留气味。

3. 白掌。白掌是有名的废气过滤器，它可通过对人体排出的废气进行过滤吸收，来增加空气湿度，这对于干燥的室内环境而言是绝好的选择。且白掌形态美丽，白色的花株恬静淡雅，给人一种安宁祥和的心境，放在卧室还有陶冶情操的效果。

4. 绿萝。绿萝是一种养花小白都可以轻松驾驭的植物，它生命力顽强，无论是土栽还是水培，养护起来都非常简单。绿萝有较强的空气净化能力，而且绿萝叶大、喜水，可使室内空气湿度保持在极佳的状态，也非常适合摆放在卧室。

5. 龟背竹。龟背竹是因其叶子上有孔裂状的纹理，就如同乌龟的背一样而得名。它是一种大型的室内观赏植物，有很好的净化空气的作用，尤其到了夜间，可吸收二氧化碳净化空气，而且能吸收空气中的有害物质如甲醛、苯等，改善空气质量。除此之外，它的成熟果实还可食用，其果浆风味尤佳。龟背竹不仅有很好的功效，还有健康长寿的寓意，摆放在家中，可祝福家人健康、长寿，是一种很好的象征意义。总之，龟背竹是一种很值得在卧室摆放的植物。

6. 虎皮兰。虎皮兰的叶子上有灰白和暗绿相间的条纹，就好像老虎的尾巴一样，十分有趣。虎皮兰的适应性很强，喜光又耐阴，对土壤的要求也不高，是一种很容易养活的植物。虎皮兰有很好的净化空气的作用，可吸收室内的有害气体，还能有效清除一氧化碳、乙醚、二氧化硫等有害物，是一种很适合摆放在卧室的植物。

以上就是我为大家推荐的适合在卧室摆放的六种植物，它们都具有一定的净化空气、提高空气质量的作用，为了营造一个好的卧室环境，快快养殖起来吧。

06 正确认识幽门螺杆菌

谈及幽门螺杆菌，可能有过胃病的人并不陌生。幽门螺杆菌（Helicobacter pylori，简写Hp）在临床医学中是一种螺旋形、微厌氧、对于生长条件要求严苛的一种细菌，是澳大利亚研究学家于1983年从慢性活动性胃炎患者体内的胃窦黏膜中首次分离出来的一种g-杆菌，也是目前所知的在人体胃中能够生存的唯一微生物种。幽门螺杆菌是一种喜欢强酸环境的细菌，它非常特殊，在自然界中很少存在，最适合它生存的就是哺乳动物的胃，而幽门因为胃酸最为集中，幽门螺杆菌也因此得名。

一、幽门螺杆菌的危害性

因幽门螺杆菌感染所导致的疾病又名幽门螺杆菌病，其常见的有胃炎、消化道溃疡、淋巴增生性胃淋巴瘤等。而这些疾病最不良的预后则是胃癌。

相关研究表明，有68%～81%的胃溃疡以及97%的十二指肠溃疡是幽门螺杆菌诱发的。而2017年10月27日公布的致癌清单中，幽门螺杆菌被列为Ⅰ类致癌物。

在我国，幽门螺杆菌平均感染率已接近60%，而儿童是幽门螺杆菌的易感人群。对于儿童而言，Hp感染临床上难以治愈，从而具有持续反复性和终身性的特点。国内外的相关研究证明，感染幽门螺杆菌不仅与儿童胃部疾病相关，还会造成儿童营养不良，生长发育迟缓，严重的还会影响儿童智力发育，造成全身系统功能紊乱，从而易感多种疾病。不仅如此，研究表明，感染幽门螺杆菌还与冠心病具有一定关系。

二、对幽门螺杆菌感染，如何做到早预防、早诊断、早治疗

幽门螺杆菌是有一定传染性的，而人是唯一的传染源，主要藏在唾液、牙菌斑、胃和粪便中，其传播途径主要有四个方面——口口传播、粪口传播、母婴传播、医源性传播。共餐、经常在外就餐、接吻是幽门螺杆菌感染的重要途径之一。

我们可以通过养成以下几个好习惯，尽可能远离幽门螺杆菌。

1.饭前便后洗手：洗手应着重清理手心、手背和指尖缝隙，不要给幽门螺杆菌机会。

2.食物要经过高温：幽门螺杆菌有个弱点，就是不耐热，水要烧开才能喝，肉要做熟才能吃，牛奶要消毒才能饮用。

3.少刺激胃：少吃刺激性食物，少食多餐，不吸烟，不喝酒，营养均衡，细嚼慢咽。

4.建议分餐：家里有感染患者应选择使用公筷，直至其完全治愈。

5.禁止口对口喂食：一定要避免给孩子口对口喂食。

6.牙具定期换：建议使用一段时间漱口水和抑菌牙膏，缓解口腔炎症，牙刷三个月换一次。

读到这儿，不少读者可能会担心，我们如何知道自己是否感染了幽门螺杆菌呢？其实并非每个感染者都会有症状，大多数人浑然不觉，但是患有胃病的人大多数幽门螺杆菌是阳性。感染幽门螺杆菌主要症状有反酸、烧心，以及胃痛、口臭。而幽门螺杆菌会引起慢性胃炎，主要临床表现有：上腹部不适、隐痛，有时发生嗳气、反酸、恶心、呕吐，病程缓慢，容易反复发作，还可能引起胃黏膜损害。临床疾病的发生呈现多样性，患者多出现反酸、嗳气、饱胀感等。

明确诊断感染Hp的方法包括侵入性检查和非侵入性检查。

侵入性检查即胃镜活检，一般而言，对初发病者进行胃镜检查，既能了解Hp感染状态，也可了解是否患有食管、胃、十二指肠相关疾病。非侵入性检查有14C-尿素呼吸试验（14C-UBT）、Hp粪便抗原（APSA）试验等。

随着国内外对Hp研究的深入，检测Hp的方法越来越多，近年来业界多认为14C-UBT简便、快速、无痛苦，是敏感性和特异性好、准确度高的Hp检测方法。目前14C-UBT也常出现在体检项目中。

如果发现了幽门螺杆菌感染，请及时治疗，越早越好治，做到早治疗早痊愈。

07 谈谈吸烟喝酒的危害

谈及吸烟喝酒，相信你身边就有每天吸烟、嗜酒如命的人，或许你自己就是其中的一分子，吸烟喝酒不仅是很多人的生活习惯，甚至成为一种"烟酒文化"。工作应酬、朋友聚会、逢年过节，吸烟喝酒或送烟酒礼品必然不少。大多数人都知道吸烟喝酒有害健康，但具体对身体有什么害处，并不是那么清楚。现在我具体谈谈吸烟喝酒，尤其是长期吸烟喝酒都有哪些害处。

1. 对肺部的影响。吸烟影响最大的就是肺部，相信大家都在医学科普片中看到过吸烟者的肺，特别是那些老烟民，因为长期吸烟，肺已经变得非常黑。研究表明，吸烟特别容易患上各种肺部疾病，包括支气管炎、慢性阻塞性肺病，甚至是肺癌等。吸烟是导致肺部疾病发生很重要的危害因素。

2. 对心脑血管的影响。吸烟喝酒会极大地影响心脏和心脑血管的功能。临床上明确指出，长期吸烟喝酒会增加患上冠心病和高血压的风险，后果非常严重。

3. 对呼吸道的影响。除了肺部，吸烟对呼吸道的危害也是非常大的，因为吸烟需要从口鼻及咽喉中进行运输，所以鼻炎、口腔炎症、牙周病，都会由吸烟而诱发。

4.对胃部的影响。喝酒对胃部的伤害是很大的，除了酒精进入胃肠道之后会诱发胃、十二指肠黏膜损伤及相关性的胃病之外，酒精中含有大量的乙醇，会破坏胃及十二指肠黏膜，从而导致胃和十二指肠黏膜变薄，甚至出现破损，严重者甚至会出现胃溃疡和胃出血等情况。

5.对肝脏的影响。研究表明，烟草中含有的多种有毒物质可损害肝脏功能，抑制肝细胞再生和修复，从而会加速肝纤维化、肝硬化甚至肝癌的发生，早期可能仅表现为转氨酶等肝功能测值的轻微升高。而酒的主要成分是乙醇，乙醇进入肝细胞后氧化为乙醛，后者具有肝毒性和致癌性，体内过量积聚乙醛会对肝脏造成严重危害。饮酒可导致酒精性脂肪肝、酒精性肝炎、酒精性肝硬化等多种慢性肝病，并且能够增强乙肝、丙肝病毒等诱发原发性肝癌的可能。

6.抵抗力下降。长期吸烟喝酒会降低身体的"健康指数"，会导致人的机体免疫力下降，与很多疾病的发生都具有相关性。

7.加速人体的衰老。吸烟喝酒还会加速衰老？你没有看错，《流行病学与社区卫生》杂志（*J Epidemiol Community Health*）发表了一项对1万余人追踪11年多的研究，该研究显示，大量烟酒可加快人体的衰老。研究分析发现，那些烟不离手、酒不离口的人，不仅看起来比实际年龄要大，而且发生角膜弓、耳垂皱褶和眼睑黄斑瘤的风险也会大大增加。

8.影响寿命。发表在《健康事务杂志》上的一项研究显示，不吸烟、不喝酒分别可以延长寿命 4～5 年和 7 年。1998—2012 年，美国有超过 1.4 万名 50～89 岁的人从不吸烟。调查发现，他们的寿命比其他人长 4～5 年；适度饮酒或不喝酒者比一般人多活 7 年；相比吸烟和过度饮酒的人，不吸烟和适量饮酒的男性平均增寿约 11 年，女性增寿约 12 年。

没想到吸烟喝酒竟然对身体有这么多坏处，看了这么多，是不是要决心戒除了呢？做到不吸烟不喝酒、不劝烟不劝酒，希望看到这儿的你行动起来吧！

08 必备的防癌筛查

　　根据国家癌症中心此前发布的中国最新癌症数据显示，在中国，每年新发癌症病例达 429 万，占全球新发病例的 20%，死亡 281 万例。也就是说，全国每天 1 万多人确诊癌症。有人会说："得不得癌，就是命中注定呗。"的确，很多肿瘤均具有遗传性或家族聚集性，但并非有肿瘤家族史的人，就难逃肿瘤的厄运。早筛、早诊、早治，是我们抗击肿瘤的重拳。有些癌前病变、早期肿瘤，是可以治愈的。下面我就来列举几个必备的防癌筛查。

一、肺癌

　　《2015 中国肿瘤登记年报》显示，肺癌成为最常见癌症，也是癌症死亡的首要原因。预防肺癌除了要戒烟、避免暴露在污染环境以外，还要早期筛查。建议 50 岁以后的中老年人或有肺癌家族史的人，体检中把 X 光片换成 CT，因为高清 CT 分辨率高，肺癌肿瘤在 1cm，甚至 0.8cm 时即可被查出。另外，更推荐低剂量螺旋 CT 查肺癌，加上几个生物标记物，检出率可以到 90% 以上。

二、乳腺癌

乳腺癌已成为威胁我国女性健康的头号恶性肿瘤，发病率的增速已位居世界前列，每年约有 20 万的新发病例。与其他恶性肿瘤相比，只要能够早期发现，乳腺癌的生存率相当高。其高危人群主要是未婚或 35 岁及以上初产、有乳腺癌家族史、月经初潮小于 12 岁或行经超过 42 年的女性等。对于乳腺癌的早期筛查，首先建议通过乳腺钼靶 X 线摄影检查及乳腺 B 超检查。专家建议女性 35 岁以后每隔一两年做一次乳腺 B 超检查，40岁以后每隔一两年做一次乳腺钼靶 X 线摄影检查。如果筛查中发现明显异常或高危型乳腺，可每半年或三个月做一次检查。

三、结直肠癌

结直肠癌又被称为大肠癌，包括结肠癌与直肠癌。在全球范围内，大肠癌发病率、死亡率在全部恶性肿瘤中位居第五位。直肠癌早期大多无症状，或仅有消化不良等不适，因此防癌筛查非常必要。而直接的检查方法就是肠镜检查。

四、胃癌

胃癌早期症状隐匿，但早发现、早治疗，治愈率可达90%。高危人群定期做胃镜，是预防胃癌的第一关。胃癌的高危人群主要是40岁以上、有胃癌家族史、存在幽门螺杆菌感染、过量饮酒，以及长期吃高盐、熏烤煎炸食物的人等。胃癌的筛查方法是胃镜检查。

五、食管癌

我国是食管癌高发国。除了环境和遗传因素，吃得太咸、趁热吃、爱喝酒、主食硬等饮食习惯也是导致食管癌的常见原因。其高危人群主要是有消化道癌家族史、有上消化道病史或症状者。其筛查方法主要是普通内镜检查。

六、肝癌

很多人体检时都会选择做腹部B超，以为这样可以查出肝部问题，其实很容易漏诊。肝癌的高危人群主要是乙肝病毒或丙肝病毒感染者，长期酗酒、非酒精脂肪性肝炎、食用被黄曲霉毒素污染的食物、各种原因引起的肝硬化，以及有肝癌家族史的人等。国内多数专家建议年龄 40 岁以上，考虑每半年筛查一次，联合甲胎蛋白检测和肝脏超声检查对肝癌高危人群进行定期筛查，发现异常进一步考虑 CT 或磁共振检查。

七、宫颈癌

很多人一说检查宫颈癌，首先想到的是 HPV 检查，其实 HPV 是对病因的检查。真正有效的宫颈癌检查是 TCT 检查。TCT 即液基薄层细胞检测，与传统的宫颈刮片巴氏涂片检查相比，明显提高了标本的满意度及宫颈异常细胞检出率，目前已普遍应用于临床。TCT 宫颈防癌筛查对宫颈癌细胞的检出率能达到 90% 以上，同时还能发现癌前病变，微生物感染如霉菌、滴虫、衣原体感染等。

09 一胖百病生

因为很多疾病都与肥胖有关，所以有一个说法"一胖百病生"。事实上，肥胖本身就是一种疾病，名肥胖症，是目前常见的慢性代谢性疾病之一，由遗传、环境等多种因素相互作用引起。肥胖又可以引起许多其他疾病，严重威胁人们的健康。

一、肥胖的实质是什么

中医认为肥胖多为本虚标实之证。本虚以气虚为主，病位以脾为主，累及肾、肝胆及心肺，但总以脾肾气虚为主，肝胆疏泄失调兼见。标实以膏脂痰浊为主，常兼有水湿，亦有兼血瘀、气滞者。脾主运化，统血，升清，输布水谷精微，为"气血生化之源"。人体出生后，各脏腑组织器官皆依赖脾所化生的水谷精微以濡养，故称脾为后天之本。脾气亏虚，久之必然影响其他脏器功能。陈修园的"大抵禀素之盛，从无所苦，惟是湿痰颇多"，汪昂的"肥人多痰而经阻，气不运也"，都说明肥胖之人，往往脾气虚弱、痰湿困阻，久则肝肾亏虚、脉络瘀阻，百病由生。

二、肥胖会带来什么问题

第一，代谢综合征。肥胖首先带来的是代谢性疾病，如脂肪肝、糖尿病、高脂血症、痛风等，80% 的 2 型糖尿病和肥胖有关。另外，肥胖会引起血脂异常，比如高胆固醇以及甘油三酯等，积极地减肥则可以有效改善高脂血症。

第二，心脑血管疾病。在心脑血管疾病中，高血压、冠心病、充血性心力衰竭、中风和静脉血栓形成都和肥胖有密切关系。身体质量指数（BMI）$\geqslant 24$ kg/m^2 者患高血压的危险是体重正常者的 3 ~ 4 倍。而腹部脂肪堆积与心血管疾病、糖尿病的发生风险呈正相关，可能的发病机制是肥厚的脂肪细胞和免疫细胞相关的脂肪组织可以促进炎性细胞的增殖，从而加速脂肪因子和有活性的脂质体的分泌，脂肪因子和脂质体的作用可以加重心血管、代谢性疾病。肥胖不仅会导致脂肪以及糖类的代谢异常，同时也会释放一些炎性因子，长时间下去会损害血管内皮，引起动脉硬化，导致血栓的形成，对心脏造成损伤，增加患上中风、心力衰竭以及冠心病的风险。

第三，与癌症发生相关。研究数据表明，超重和肥胖发病率高的国家，其新发恶性肿瘤的患者数量明显高于肥胖发病率低的国家。很多研究已经证实，胃癌、子宫癌、胆囊癌、肾癌、宫颈癌、甲状腺癌、白血病、肝癌、结肠癌、卵巢癌和乳腺癌等都与肥胖相关。2016年，国际癌症研究机构提出肥胖是胃癌、结直肠癌、肝癌、胰腺癌、绝经后女性乳腺癌、甲状腺癌等13种恶性肿瘤的发病危险因素。而在英国癌症风险归因分析研究，按年龄、性别和危险因素暴露水平分析，结果显示超重和肥胖归因的癌症占到第二位，仅次于吸烟诱发癌症的风险。

第四，呼吸系统疾病。肥胖可以引起气短、呼吸困难，与阻塞性睡眠呼吸暂停低通气综合征(obstructive sleep apnea hypopnea syndrome,OSAHS)、哮喘、低氧血症也有密切关系。OSAHS也是一种常见病，近年来全球的OSAHS患病率逐年增高，国内成人OSAHS的患病率为2%～4%，其中60%～90%的患者合并肥胖，肥胖是OSAHS的独立风险因素。肥胖人群中OSAHS的重要发病因素与上气道周围软组织的脂肪增加导致的解剖结构狭窄有关。

第五，关节炎以及痛风。身体肥胖会干扰关节以及骨骼的代谢，增加了患上骨关节炎的风险。因为身体肥胖关节需要承受更大的重量。另外肥胖人群代谢也会出现问题，从而引起高尿酸状态，加重痛风甚至会引起肾功能衰竭。继而由动脉硬化引起高血压、心脏病，以及脑血管病等。再就是肥胖带来的骨关节病，比如骨性关节炎、糖尿病性骨关节病和痛风性骨关节病等。肥胖者更容易得胆结石，容易患肾功能不全和呼吸系统疾病。另外，肥胖的人还更容易出现不孕不育、前列腺肥大、痛经等。所以可以看出一胖百病生并不是危言耸听。

肥胖的危害显而易见，所以控制体重至关重要。而控制体重最重要的是"管住嘴，迈开腿"。远离疾病、健康长寿，让我们从控制体重开始。

10 懒是病吗

　　网络上常流行一个词"懒癌患者"，他们看上去总是对事情提不起兴趣，懒得说话，稍稍一运动就喊累，一年四季度都是在犯困中度过，睡得也不少，但是总觉得身体疲软无力，能坐着绝不站着，能躺着绝不坐着，当你也有这样感觉的时候，你或许以为这只是懒而已。然而，其实"懒"也是病，是身体给出的一种信号。

　　中医认为，经常性地出现乏累，不想做事，不想说话，只想懒洋洋地躺着的情况，实际上是体虚中气虚的表现。

　　气虚，是指元气不足引起的一系列病理变化及证候。所谓气，是人体最基本的物质，由肾中的精气、脾胃吸收运化水谷之气和肺吸入的清气共同结合而成。气虚，泛指身体虚弱、面色苍白、呼吸短促、四肢乏力、头晕、动则汗出、语声低微等，包括元气、宗气、卫气的虚损，以及气的推动、温煦、防御、固摄和气化功能的减退，从而导致机体的某些功能活动低下或衰退，抗病能力下降等衰弱的现象。

　　人的生命活动从根本上讲就是元气升降出入的运动。气虚是一种多发证，多由先天不足、营养不良、年老虚弱、久病未愈、大手术后及疲劳过度所致。气虚会导致精气神不足，出现慵懒没有力气的现象。《黄帝内经》曰"百病生于气"，说的就是人体各种疾病都和我们气的运行有密切的关系。《黄帝内经·素问·生气通天论》曰："阳气者若天与日，失其所，则折寿而不彰。故天运当以日光明。"说明阳气对人体的重要性。没有阳气的充养，人就会没有精神，寿命也会损减。又曰："阳气者，精则养神，柔则养筋。"阳气有养神养筋的作用。阳气虚或不得舒展就会精神不振、四肢无力。

中医上所说的气虚也就是我们人体内的气不足，主要的表现就是脏腑功能低下，表现为肾、脾、肺等内脏器官气虚弱。肺气虚主要表现为容易感冒，声音细微，还常常冒虚汗等。肾气虚的人群通常会出现腰部酸痛、眩晕健忘、手脚冰凉、全身无力等症状。脾气虚的人群一般都长期喝冷饮，吃寒凉的高油脂的食物，他们通常会有舌淡苔薄、腹泻、面色萎黄、四肢无力、大便溏薄等症状出现。

当我们出现气虚该怎么办呢？毋庸置疑，便是及时去找中医大夫开方吃药调理，除此之外，还可以这样做：规律作息，加强体育锻炼，增强身体抵抗力；合理饮食，少食用冰冷寒凉的食物，高糖、高脂、高盐的食物，以及少喝冰冷饮料，保护我们的脾胃；如有必要，还可以通过向中医大夫咨询，通过中药泡茶、日益增补的方式进行调养。

11 指甲没月牙就代表不健康吗

或许你听说过"指甲上的月牙越多越健康"这种说法，还有人声称观察指甲的月牙就能诊断疾病，但事实真的如此吗？在讨论这个问题之前，我们得先弄清楚这个"月牙"到底是什么。

一、指甲上的月牙是怎么形成的

首先让我们了解一下指甲是怎么生长的。有些人认为指甲只有前段生长，这是错误的。在甲根后方有一块名为"甲基"的组织，会生成大量的角蛋白细胞。陈旧的角蛋白细胞离开甲基后便会死亡、硬化，从白色转变为透明，被不断生成的新生细胞推向指尖，从而堆积在甲床成为指甲。而甲根部未死亡的角蛋白细胞依然是白色，且中间部分较两边生长更为迅速，从而呈现为圆弧形的白色影，即我们俗称的"月牙"，学名"甲弧影""半月痕"，也有人叫它健康圈。

二、指甲上的月牙与人体健康的关系

那么月牙真的能反映健康与否吗？从半月痕的形成方式我们可以了解到，它只是一群即将成为指甲的后备军细胞。那么为什么会有月牙个数、大小的差异呢？首先，儿童和老年人的新陈代谢比青年人要慢，因此青壮年的甲基生成角蛋白细胞的速度是更快的，所以他们的半月痕个数会比儿童、老人更多，范围也往往更大。其次，有些人的甲基天生就长得比别人靠后，所以半月痕被指甲根部的皮肤挡住了，看起来就比别人小。同时，月牙的大小还与手指的使用频率有关，大拇指与食指的月牙往往比其他手指要大，这也是与角蛋白细胞的生长速度有关。因此，月牙的个数和大小并不能反映身体是否健康，而是受到年龄和基因的影响。

但是月牙并非与身体健康完全不相干，人体的一些疾病往往能从半月痕看出端倪。月牙突然变多、变大，可能是甲状腺功能亢进导致的角蛋白细胞生成速率上升；反之，月牙突然变小、消失，可能是甲减；若月牙内出现斑点状的缺失，意味着半月痕内基质上皮细胞出现了病变，多见于银屑病、斑秃等；由于毛细血管的分布，正常人的甲床底部应该呈淡红色，如果月牙扩大，且边界变得模糊，代表着甲床的血管减少，临床称"特利氏甲"，多由肝硬化、肝肾功能衰竭或营养不良等引起。如果你的半月痕出现了这些情况，就需要引起重视，及时就医了。

除了月牙之外，指甲也可谓身体健康的"晴雨表"。中医学中不乏对指甲的论述："爪为筋之余"，"肝之合，筋者，其荣爪也"。"爪"即为指甲和趾甲，是体内之筋延伸之于体外的部分，而肝主筋，又主藏血，所以指甲和肝脏密切联系。肝血充盈，则爪甲红润光亮，反之则苍白枯槁。

　　总结以上知识我们可以得出结论，指甲没有月牙并不一定不健康，但我们可以从月牙的异常变化得知疾病的发生。不要被所谓察看月牙即可诊病的"神医"欺骗，如果感觉自己身体出现了问题，一定要到正规医院就诊。

12 接吻可以瘦脸吗

对于热恋中的情侣来说，接吻是一种热烈的表达爱意的方式；同时，对于大多数女生来说，减肥是一生的课题。但当你沉浸在与伴侣相依相偎的美妙时光之中时，是否会想到这两者竟然能同时进行呢？

德国柏林大学的一项研究显示，人每一次接吻都会调动面部的 34 块肌肉，包括 12 组唇部及 17 组舌头部位的肌肉。当你接吻的时候，唇中的许多肌肉会收缩，中央垂直分布的提肌会提起上下唇，使其向前向外突出，而以环状分布在嘴唇周围的轮匝肌能够使嘴唇紧闭。此外，在面颊双侧的内部各有一条水平分布的肌肉，名为颊肌，起止点分别附着于上颌骨和下颌骨，当它收缩的时候够能控制嘴角向外向后。这些肌肉协同合作，嘴唇就能向前突出，进行接吻的动作。也就是说，接吻可以被看作是一种有效的肌肉锻炼方式。通过锻炼这些肌肉，可以使面部更加紧致，皮肤更加光滑，还能够预防皱纹，可以说是一种轻松又愉悦的瘦脸方法。

此外，除了紧致面部肌肉，接吻还可以减轻体重。研究表明，一次充满激情的法式热吻可消耗约 50.23kJ（12kcal）的热量，接吻每持续一分钟，就能消耗身体中108.83J（26cal）的热量，达到减重的效果。这种神奇的变化是怎么产生的呢？研究显示，当身体接收到接吻的信号时，会迅速分泌名为5-羟色胺的神经递质，它是一种能让人产生愉悦情绪的信使，能够影响人的情绪和精力，可以让人感到更加轻松和愉快。随后，会分泌另一种情绪激素苯乙胺，它可以刺激大脑皮层，诱导产生去甲肾上腺素和多巴胺，使人心跳加快，体温和血压升高，感到身体充满能量，并产生性欲冲动。值得一提的是，上面两种物质都可用于抑郁症的治疗。那么当你感到情绪低落，没有干劲时，恋人的一个深吻或许能让你满血复活。经过5-羟色胺和苯乙胺的刺激后，机体的新陈代谢被大幅度提高，体内的脂肪和糖原高速分解，产生大量的能量和三磷酸腺苷，达到减轻体重的效果。

此外，还有研究称，瘦人的肠道中有一种特殊的菌群，可以使他们保持身材苗条，而通过与他们接吻的方式可以获得这些肠道的菌群。所以，如果你的伴侣非常苗条，而你苦于减肥的话，不妨多与伴侣进行一些有爱意的深吻。

接吻的动作看似简单，却涉及如此多的肌肉运动和大脑活动，伦敦大学的麦格鲁特教授还致力于研究通过接吻来矫正口部缺陷。除了肌肉之外，唇部周围的神经也非常丰富，这些神经支持着我们进行各种精密活动，比如对话和咀嚼。接吻也不失为一种刺激这些神经，使之更加活跃的好方法。不过，接吻虽好，也不能过度。长时间的亲吻可能会导致耳内外气压不平衡，从而产生耳膜破裂等后果，临床上也曾出现过这样的病例。所以我们在享受与爱人的美好时光时，也要懂得适可而止。

13 男性也有生理期

对于生理期，相信大家并不陌生。它指的是育龄女性，子宫内膜发生自主增厚、血管增生、腺体生长分泌以及子宫内膜崩溃脱落并伴随出血的周期性变化，周期为一个月左右。这种周期性阴道排血或子宫出血的现象，称为月经。很多女性都为生理期所困扰，因为经期往往伴随着小腹疼痛重坠、腹泻尿频，以及难以控制的糟糕情绪。殊不知，这种痛苦并不是女性的"特权"，男性也有"生理期"。

一、男性生理期的表现

每个月总有那么几天，男性也会觉得心情烦躁，难以控制，看什么都不顺眼。事实上，这是一种周期性的激素水平变化，每个周期约为一个月，当激素水平偏低时，男性便会出现上述的情绪变化，称为"情绪低潮"，也就是男性的生理期。此外，当工作压力太大又得不到及时舒缓时，身体处于超负荷状态，必然引起体内激素异常分泌和大脑中神经递质的失衡，从而使人出现周期性发作的心理紧张、苦闷、失落、情绪起伏不定。

那么男性生理期会有什么样的表现呢？不同于女性，男性大部分为心理上的改变。

第一，和女性一样，男性也会出现焦躁不安的情况。往往表现为没有耐心，无法专注于学习和工作；容易与人争吵，容易激动，无法控制自己。

第二，情绪淡漠，不愿意与人沟通，缺乏情绪的表达。平时热情开朗的人在这个特殊时期，也可能变得冷若冰霜。对待伴侣也不如往日热情，常常会发生争执。

第三，精力下降。工作或学习时比平日更容易感到疲惫，注意力难以集中，整日无精打采，甚至说话时的语调和节奏都比往常要低沉、缓慢。同时还伴有性欲减退。

第四，易怒。即使是平素脾气很好的人，这个时期也会变成充满气体的气球，针尖一碰就会爆炸。一些鸡毛蒜皮的小事也会使他们怒发冲冠，勃然大怒。

这些变化都是由激素水平波动而引起，有些人波动节律表现得十分明显，而有些人可能几乎察觉不到改变。

二、如何平稳度过男性生理期

这些生理和心理的变化常常会对人的生活造成影响，因此，男性应该正视生理期，并通过努力去缓解这些症状。

比如培养一个爱好，在情绪低落时做一些与爱好相关的事，让自己释放压力，身心放松；多多结交朋友，和朋友畅聊谈心，而不是郁郁寡欢或喝闷酒，与朋友在一起是最好的消除压力的方式；远离压力出门旅行，寻找一个宁静悠闲的地方放空自己，清理情绪的垃圾；业余时间加强体育锻炼，经常锻炼可以调整机体内的激素水平，当陷入低潮时可以通过锻炼，刺激大脑皮层的激素分泌，使神经递质增加，从而让人心情愉悦。

如果症状过于严重，无法自行缓解的话，建议去医院检查就诊，不必讳疾忌医，这是正常的生理现象。

今后，当我们身边有男性突然情绪大变、焦虑或低沉时，我们就会明白，他正处在生理期。此时，不妨为他送上一杯热牛奶或一个鼓励的拥抱，让他减轻不安，轻松度过生理期。

14 红糖水补血吗

长久以来，红糖一直被认为是补血养颜的佳品。许多女性在生理期或产后，都会选择饮用一杯温暖的红糖水。然而，作为一种糖类，红糖真的营养价值高于白糖，具有补血的功效吗？

一、红糖的来源

首先，让我们看看红糖的来源。红糖和白糖都是从蔗糖或者甜菜里提取出来的，将甘蔗榨汁后过滤再进行熬煮，就浓缩成了红糖。而白糖是在红糖的基础上，经过纯化、脱色、去杂质后制成的。红糖呈红色晶体状，与白糖一样都只是蔗糖的提取物而已。不过与白糖相比，红糖含有极少量的钙、锌、钾、叶酸、铁等微量元素。而人们通常所说的"补血"主要指的是促进血红细胞的生成。各项研究表明，影响红细胞合成的主要因素应该是铁、维生素 B_{12}，以及叶酸，那么红糖中这些元素的含量又如何呢？

根据北京营养源研究所的数据，中国市场的红糖含铁量较国际标准偏高，每100g红糖中铁的含量约为2.8mg。但相比肝脏、动物血、畜肉类等食物，红糖的含铁量并不高，如每100g猪肝含铁量为22.6mg，每100g猪血含铁量为8.7mg。而且，红糖中的这种铁属于"非血红素铁"，吸收率也比不上动物性食物中的"血红素铁"，并不能起到补铁补血的效果。同样，也有机构对红糖中的叶酸和维生素B_{12}的含量进行了检测，结果显示，每100g红糖中叶酸的含量平均只有4μg，维生素B_{12}的含量更是可以忽略不计。所以说，红糖的补血功效微乎其微。

红糖的本质仍然是糖，与白糖相比，对人体的影响区别并不大。如果为了补血而摄入大量糖分，在达到补血的效果之前，更有可能让你变成一个长蛀牙的胖子。《中国居民膳食指南（2016）》指出，每天食用添加糖应不超过50g，最好限制在25g以内。不管什么糖都不宜多吃，不要为了补充营养而导致高血糖，这样就得不偿失了。

二、怎样简单有效地补血

怎样补血才简单有效呢？最好的选择是动物制品，比如猪肝、猪血。补血需要的是血红素铁，在红肉、动物肝脏和动物血等动物性食物中，血红素铁的含量丰富，平均为10～30mg/100g，且在人体内的吸收率也高，同时还含有其他人体所需的微量元素，能促进血红细胞的生成。

　　成年人每天应摄入肉类40～75g，每月食用动物肝脏2～3次，每次25g左右。经期女性每月还可补充150～200g动物血，这样就可以满足人体对铁元素的需求量，不用再担心贫血了。当然，如果血红蛋白数量远远低于正常值，建议口服铁剂或至医院就诊。

15 消炎药为什么不能乱用

当我们出现喉咙发炎、肿痛，或者发烧时，很多人第一反应都是吃点"消炎药"来缓解。这是正确的做法吗？对于消炎药，你又了解多少呢？

一、什么情况下可以使用消炎药

顾名思义，消炎药是用以消除炎症的，那么炎症是怎么一回事呢？炎症即人们俗称的"发炎"，是由于细菌、病毒、异物或其他物理化学性因子侵犯人体，引起组织损伤，从而导致活体组织对其产生防御反应，表现为红、肿、热、痛和功能障碍。一般来说，炎症反应是有益的，它是机体对外来侵害的防御机制，但有时炎症持续时间长，会导致机体组织受损，出现不适，此时就需要运用药物治疗了。

常见的消炎药		
类别	**功效**	**药物**
非甾体类消炎药（NSAID）	通过抑制前列腺素合成酶从而消除炎症的药物，具有强大的镇痛效果。常用于强直性脊柱炎、类风湿性关节炎、滑囊炎等骨与关节疾病的治疗。	布洛芬、阿司匹林、对乙酰氨基酚（感冒药常见成分）等。
甾体类消炎药（SAID）	常用于一般的抗生素或非甾体类消炎药所不及的病症，如SARS、败血症等，具有调节糖、脂肪、蛋白质的生物合成和代谢的作用，还具有强大的抗炎作用。	分子结构中含有甾体结构的激素类药物，即我们俗称的"激素"，主要包括肾上腺皮质激素和性激素两大类。

天津市医学会的胡文铎在研究中表示，经过多年的临床研究与观察，尚无有力证据能证明非甾体类消炎药可以完全治愈上述疾病，它们只是起到抑制症状的作用。但通过缓解症状，炎症也受到了抑制，可以减慢疾病的进程。

除了这两类药物，还有一类在临床广泛运用于消炎治疗的药物，即抗生素，如青霉素、庆大霉素和头孢类药物等。这类药物与上述两类消炎药相比，作用机制有很大的不同。

首先，抗生素是抑制或杀灭细菌等微生物的药物，主要针对细菌感染性疾病及其引发的炎症反应。如果是其他类型的炎症因子所引发的炎症，抗生素并不能有效治疗。

其次，抗生素对炎症反应并不能起到抑制作用，它直接作用于炎症因子本身，通过消除细菌感染的方式，阻止炎症的发生。因此，抗生素并不能等同为消炎药，它只对细菌感染引起的炎症有治疗作用，如果平时感冒咳嗽不是由于细菌感染引起，那么即使使用抗生素也是无济于事的。

二、使用消炎药的注意事项

对于这几类消炎的药物，我们应该对症选用，同时还有一些值得注意的事项。

非甾体消炎药通常容易引起胃肠道反应，所以有消化道出血情况时应该避免使用；此类药物通过肾脏代谢，因此肝肾功能障碍的患者也不宜使用。

最需要谨慎使用的就是抗生素了。首先，使用抗生素通常要持续一个疗程，使用时间不可过长或过短，如果疗程内症状好转也不可贸然停药，否则可能会使病情反复，或令细菌产生耐药性。其次，不能频繁更换抗生素的种类，这样会造成体内菌群失调。同时，在明确感染细菌的种类后，应该尽量选用窄谱抗生素，这样不仅能更有效地杀菌，药效更加稳定，也能减少细菌的耐药性。

所以当身体出现炎症时，不宜随意选用消炎药物治疗，而是应该前往医院检查病因，对症用药。

16 省出来的病

随着人民物质生活水平的提高，许多人吃得好、吃得精，营养过剩，但活动量却日渐减少，因此产生了许多"富贵病"，如糖尿病、高血压、冠心病、高血脂等。这告诉我们生活中需要节制节俭，但是你知道吗，过度节俭有时也可能会导致疾病。

勤俭节约一向是中华民族的传统美德，尤其是经历过物资短缺的战乱年代的老一辈，更是常常将节约的习惯贯彻于生活的方方面面。但过犹不及，当节俭变成偏执时，可能会伤及健康。

在生活中我们常常能见到这样的情况：当一个水果有少许部分腐烂了的时候，我们的爷爷奶奶常常会选择把腐烂的部分削掉，并坚称其他部分还是完好无损的，可以放心食用。那么事实真是如此吗？

检测证明，水果一旦开始霉变腐烂，那其中的各种微生物就会不断加快繁殖速度，而繁殖过程中又会产生大量的有害物质。这些有害物质可以通过水果汁液向未腐烂部分渗透、扩散，最终导致未腐烂部分也会含有霉菌。所以即使切除了肉眼可见的腐烂部分，剩下的部分也有使人食物中毒的可能性。

有一些家庭，常常舍不得倒掉剩饭剩菜，而是选择冷藏在冰箱中第二天再食用。事实上，这是非常危险的举动。今年五月，东莞一34岁的女子因为食用了隔夜的凉拌木耳，在出现腹痛后被送往医院，最终出现多器官衰竭而死亡，这就是因为木耳在长时间泡发后产生的米酵菌酸使人中毒。

肉类和豆制品蛋白质含量高，是适宜细菌繁殖的温床；蔬菜在储藏中很容易产生亚硝酸盐，并且它所含的抗氧化成分和维生素、叶酸等在储藏和反复加热之后会严重损失。而海鲜类食材在烹饪时常考虑到保持口感，故加热时间偏短，无法保证能杀灭所有微生物，即使是在冷藏过程中，致病微生物依然具有繁殖的可能性。为了节约一顿饭而损害健康，实在不是明智之举。

这样的过度节俭行为还有很多。在炎热的酷暑和凛冽的寒冬，总有一些人明明有空调和暖气，却因为舍不得电费而硬抗。到头来落得中暑或重感冒，既损失了医药费还伤及健康。有些人舍不得扔掉过期的食品，即使已经变质还要食用，这样食物中毒的风险极高，又是得不偿失。更有甚者，身体出现了问题却不去医院就诊，有些人随便去药店买些药，有的人甚至等着自愈。结果往往是病情恶化，治疗费用更高了不说，治愈的难度也增加了。有些人本来只需要做一个小小的手术，最后却折腾成重疾，那可就是亡羊补牢，为时已晚了。

铺张浪费固然可耻，但不要为了省一点钱而把健康搞垮，因小失大。

17 "熊猫眼"和肾虚有关吗

如果你为了某项工作熬夜到天明，或是为了期末考试通宵达旦地复习，那么第二天你很有可能顶着两只"熊猫眼"出现在大家面前。但是有些人无论怎么熬夜都不会有黑眼圈，反之另一些人即使精神饱满，也依然有深深的黑眼圈。这样的差异是什么导致的呢？黑眼圈又是否真的与肾虚有关呢？

一、目前临床上对黑眼圈的分析研究

学者们研究推测黑眼圈是一个多因素作用的结果，可能的原因有真皮黑色素沉积、浅表血管结构的显现、皮肤松弛和沟槽以及水肿等。

目前，临床上将黑眼圈主要分为三种。

第一种：色素沉淀型黑眼圈。色素沉淀型黑眼圈是由真皮黑色素的过度沉积形成的，不注意防晒、服用药物的副作用、妊娠、哺乳，或是眼部手术和外伤等因素都可能引发黑色素细胞增多。过敏性接触性皮炎患者如果过度抓挠和摩擦眼周皮肤，也容易形成色素沉着。还有一些女性，如果喜欢化浓妆又不注意进行彻底的眼部卸妆，也会出现色素沉淀型黑眼圈。

第二种：血管型黑眼圈。也就是我们常见的由熬夜导致的黑眼圈。只有对于这一类黑眼圈，早睡才是有效的。当长期熬夜、用眼过度时，会导致眼周血液循环不畅或阻滞，血管持续紧张收缩，血流量长时间增加，引起眼圈皮下组织血管淤血和水肿，血管呈现青紫色。

第三种：结构型黑眼圈。这一类黑眼圈又分为先天型和后天型。先天型主要是由于眼轮匝肌通过泪槽韧带附着于眼眶边缘，从而形成一道自眼角向外下方倾斜的凹陷。随着年龄的增加，这道凹陷造成的阴影会越来越明显。而后天型多由皮肤松弛、水肿、脂肪流失等原因导致。

当然，这几类黑眼圈还可以同时出现，称为复合型黑眼圈。

在中医理论中，对于黑眼圈也有论述。广东省第二医院的雷天香医生认为，如果经常熬夜，阳气得不到阴液濡养，容易引起气血运行不畅或瘀血，会表现出皮肤颜色发黑。此外，长期压力过大，会影响肝气的疏泄，以致气滞而血瘀，出现面色发暗，眼眶发黑。

二、出现黑眼圈该如何应对

出现黑眼圈不一定是因为肾虚，但如果出现以下症状，就需要注意了：肾虚分为肾阴虚和肾阳虚，肾阴虚常见眩晕耳鸣、失眠心烦、手脚心热、男子遗精、妇女经少或者崩漏等症状；肾阳虚常见腰膝酸软、畏寒肢冷、眩晕等症状。当身体出现这些症状时，就需要引起注意，及时服药或就医了。

虽然黑眼圈对身体健康并无大碍，却有碍观瞻，难免让人想找方法祛除它。对于色素沉淀型黑眼圈和血管型黑眼圈，可以使用外用药物，日常生活中注意防晒，避免眼部皮肤的摩擦，女性应注意眼部彩妆的清洁。同时也要避免熬夜，保证充足的睡眠，减少用眼时间。对于结构型黑眼圈，可以求助于激光治疗，但应选择正规的医院而不是非法美容机构。雷医生还指出，可以按压足三里穴和拍打肾俞穴，达到补肾助阳、益气养神的作用，避免黑眼圈的产生。

18 1块钱的验孕棒和100块钱的 验孕棒的区别

　　许多女性在备孕期都会使用验孕棒来检测是否怀孕，相较于去医院抽血化验，这可谓是十分简便的方法。市面上各类验孕产品的价格从几元到几十元不等，那么这些不同价格的产品区别何在呢？

　　首先，让我们来看看验孕产品的工作原理。女性体内的卵细胞在受精后会形成受精卵，大概6～7天后，这个受精卵会开始分泌一种叫作人绒毛膜促性腺激素（HCG）的物质。HCG是怀孕女性的胎盘滋养层细胞分泌的一种糖蛋白，随血液分布于全身，作用于靶器官。尿液中也存在一定浓度的HCG，市面上大部分验孕产品都是通过探测尿液中的HCG浓度来检测是否怀孕。受精卵着床后才会大量分泌HCG，所以在月经期后第14天左右可以较准确地进行检测。取早晨的中段清洁尿液，将验孕棒或验孕试纸等产品浸泡于尿液中，产品里所含有的胶体金交联抗 β-HCG单克隆抗体可与尿液中HCG特异结合而呈阳性反应，大部分验孕棒表现为可视窗口出现两条杠，通常都会以此作为是否怀孕的依据。

早孕试纸的价格相对便宜，一般 2 ~ 3 元一根，而验孕棒价格比较贵，数十元一个。虽然价格相差甚远，但验孕产品的原理几乎一样，精确度也是相差无几，唯一的差距可能就是包装与材料。所以那些昂贵的产品只是看准人们的心理，赚了一把智商税。

有时验孕产品并不完全准确，它受到很多因素的影响。经过一个夜晚后尿液较浓缩，尿中 HCG 浓度较高，所以验孕产品通常会使用晨尿。但有些女性心情急切，在排卵期后一周内就使用验孕棒，此时即使受孕，受精卵也暂未着床，分泌的 HCG 浓度并不高。所以有时即使怀孕了，在孕早期也无法用验孕产品检测出来。

那么验孕产品显示阳性就一定代表怀孕吗？并不尽然。怀孕一定伴随着 HCG 升高，而 HCG 升高不一定就是怀孕，有一些疾病也会出现 HCG 大量分泌，比如滋养细胞肿瘤和生殖细胞肿瘤等。当女性罹患这些疾病时，人绒毛膜促性腺激素会显著升高，达到甚至超过 10 万 IU/L。HCG 是一项非常重要的指标，也会出现数值下降的情况，比如黄体功能不良、胎儿发育迟缓等。同时，HCG 并不是女性特有的激素，国内外许多文献证实，当男性患有膀胱癌、睾丸肿瘤等恶性肿瘤时，体内的人绒毛膜促性腺激素含量也会显著升高，是诊断肿瘤的重要指标。

综上所述，1块钱与100块的验孕棒并没有本质上的区别，结合实际情况选用即可。当然，验孕产品的结果仅供参考，如果认为自己有怀孕的可能，还是应该前往正规医院进行抽血化验，检查血液中的HCG浓度，并进行其他常规产检。

19 2块钱的维生素和200块钱的维生素怎么选

作为人体所必需的营养物质之一，维生素的补充向来备受重视，许多人都喜欢购买维生素片。市面上常见的维生素大致分为几元一瓶的药用维生素和几百元一瓶的保健类维生素，在价格相差甚远的情况下，这些产品又有怎样的区别呢？

一、维生素的作用

虽然人体内维生素含量很少，但发挥着强大的生理作用。维生素并不能像三大营养物质一样提供能量来源，但它能广泛参与生化反应，是维持人体正常的物质代谢和某些特殊生理功能所不可或缺的营养物质，在调节机体代谢、维持正常生理功能、促进生长发育等方面发挥着相当重要的作用。

维生素几乎不能在人体内合成，需要通过食物或药物等摄取。通常情况下，从食物中就足以获取人体所需的维生素量，例如维生素C，根据《中国居民膳食指南（2016）》建议，每人每天建议摄入维生素C量为100mg，要想达到这个量，只需要食用一个50g的彩椒或几根芹菜即可。所以只要饮食均衡，是无须另外补充维生素的。

考虑调整饮食结构或额外摄取维生素的情况	
症状表现	补充维生素类别
夜盲、干眼症、皮脂腺角化、皮肤过度干燥等	维生素A
牙龈出血、皮肤紫斑、长期腹泻	维生素C
情绪不佳、精神不振	维生素B

二、如何挑选维生素产品

面对市面上的维生素产品，应该如何挑选呢？

事实上，价格不同的维生素本质上并无很大的区别，只是在加工方式上有所不同。单纯的维生素口感并不好，比如维生素C，浓度越高就会越酸，药用维生素往往不添加辅料，对部分人来说口感难以接受，尤其是儿童。而市售的维生素为了迎合消费者，会添加香精、糖类、色素等辅料，但同时所含维生素的浓度也会下降，成本却升高了，因此价格较药用品贵了不少。还有一种复合型维生素，宣传可以同时补充多种维生素，不过含量并不高，对于生活繁忙的人来说倒是不错的选择。

维生素固然好，却不能不顾实际情况，一味地补充。过度摄入维生素也会对身体造成损害，比如影响血液代谢、影响肾脏浓缩原尿的功能、破坏人体内环境稳定等。与其选用膳食补充剂，不如直接摄入富含维生素的蔬菜水果，能最大限度地使人体吸收，同时食物中还有许多其他的营养物质，能够共同作用于人体。即使你真的有大量摄入维生素的需求，也应该在医生的指导下进行。对于常人来说，几百元一瓶的维生素片或许不如一盘新鲜的蔬菜或是一斤当季的水果更好。

20 HPV 疫苗的好处

　　宫颈癌作为妇科恶性肿瘤之一，高发于 20 ～ 55 岁女性，发病率仅次于乳腺癌，是威胁女性生命的第二大癌症。根据调查，在全球范围内每年新发宫颈癌约为 49.15 万例，死亡 27.4 万例。我国宫颈癌每年新发病例约 13 万，死亡病例达 3.3 万。宫颈癌最常见的诱因是 HPV 病毒感染，幸运的是，经过多年的研究，目前已有经临床证实有效的 HPV 疫苗以供注射，让我们来了解一下 HPV 疫苗的发展与应用。

一、HPV 疫苗的发展与应用

　　HPV 即人乳头瘤病毒，是一种 DNA 病毒，一般通过性行为传播，可以引起多种癌症，如男性肛门癌、口咽癌、阴茎癌、头颈部肿瘤等，女性则主要诱发宫颈癌。但感染了 HPV 病毒并不一定会诱发这些疾病，研究表明，约 90% 的女性都会感染 HPV 病毒，但大部分感染者都可以在半年到两年内通过自身免疫将病毒排出体外。并且 HPV 共分为 100 余种亚型，只有 11

种高危亚型会诱发恶性肿瘤，其中最常见的是 16 型和 18 型，感染比例达到了 84.5%。因此，不论是对男性还是女性，接种 HPV 疫苗都是非常有必要的。

目前可接种的疫苗，根据所覆盖 HPV 病毒的亚型可分为二价、四价和九价。二价疫苗只针对 HPV 病毒中的 16 型和 18 型，四价增加了 6 型和 11 型，而九价覆盖最广，在四价的基础上又增加了 31、33、45、52、58 五个亚型。因此，在条件允许的情况下，最好是接种九价疫苗。三类疫苗均推荐 11 岁至 26 岁的女性接种，尤以初次性生活前为佳，其他年龄段的女性也可接种，但孕妇和备孕期妇女建议不要接种。国内的临床试验结果显示，HPV 疫苗在预防高危型 HPV 感染和预防宫颈上皮内瘤病变方面效果显著，接种疫苗 15 个月后，接种人群中 HPV16、HPV18 亚型的感染下降了 94.2%，说明 HPV 疫苗的短期预防效力已得到了临床证明。

二、接种 HPV 疫苗预防宫颈癌

研究显示，九价 HPV 疫苗对于预防宫颈癌的效力达到了 90%，除此之外，还对其他的生殖系统病变有 80% 左右的预防效力。临床试验证明，HPV 疫苗对人体没有毒性和传染性，安全性已经得到国际的认可。接种时发生不良反应的概率仅为 0.04%，且多数是局部肿胀、头晕、发热等，反应轻微且能自行缓解，所以没有必要担心 HPV 疫苗的安全性。

可以说，接种 HPV 疫苗是预防宫颈癌最简单有效的方法。但目前 HPV 疫苗的普及率不高，国内疫苗产量较低，经常出现难以预约或缺苗的情况。且相比其他疫苗，HPV 疫苗价格昂贵，完整接种九价疫苗需要 3000 ～ 4000 元不等，制约了疫苗的推广。而且注射了疫苗并不代表就不会患病了，依然有小概率被感染。

需要提醒大家的是，疫苗不是药，如果已经感染了 HPV 并引发恶性肿瘤，那么注射疫苗也是无济于事的。为了自身健康，建议有条件的女性都选择适合自己的 HPV 疫苗进行接种，为自己增加一道保护屏障。

21 体检中那些骇人听闻的病症

很多朋友在体检过后都很害怕看到体检单，总是忍不住对着一些语句刨根究底，感觉自己得了诸多疑难杂症。有些疾病虽然名字听起来很吓人，但其实远没有你想象的那么严重，只需要调整一下饮食和作息就可以改善了。

一、浅表性胃炎

不得不提的是"慢性浅表性胃炎"，许多人看到这样的诊断后都会感到紧张，咨询医生是否需要用药或者其他治疗，觉得自己的胃出了大问题。

事实上，慢性浅表性胃炎就是我们所说的"消化不良"，而且程度并不严重。绝大多数的人在经过胃镜检查后都会被诊断为消化不良，完全健康没有疾病的胃和肠道极其少见，因此完全不需要紧张。

如果你希望祛除这样的症状，那就需要合理的膳食，包括营养的均衡、用餐时间的规范、作息的调整、不吸烟饮酒等。如果做不到也没有关系，一般的浅表性胃炎不会恶化，只要不暴饮暴食或大量摄入刺激性食物就可以了。

二、宫颈糜烂

对于女性来说，"宫颈糜烂"这个词想必并不陌生。许多非正规的医院还在使用这个词来吓唬患者，难免令人联想到宫颈癌等恶性病症。其实这个词早已停止使用，所谓的宫颈糜烂只是宫颈柱状上皮外移的生理现象，如果没有其他宫颈病变的话，是完全不需要治疗的。

早在2008年，"宫颈糜烂"一词就在教科书中正式更改为"宫颈柱状上皮异位"。如果你在体检时，医生对你下了宫颈糜烂的诊断，那么请将这家医院拉入黑名单，并前往正规医院就诊。

除了"宫颈糜烂"，"盆腔积液"听起来也令人担忧。事实上，盆腔积液与其说是疾病，更应该被称为是一种影像描述，是正常的生理现象。人体的盆腔和腹腔并非只有器官，还有起到保护和润滑作用的液体。对女性而言，盆腔中的液体高度一般不超过3cm，在经期或排卵期可能稍有增多。如果没有感觉到不适，盆腔积液又没有超标的话，是完全不需要治疗的。

三、甲状腺结节和肝囊肿

除上述情况之外，还有甲状腺结节。许多人被检查出甲状腺结节后都很紧张，觉得会发展成甲状腺肿瘤或甲状腺癌。

其实大可不必担心，95% 的甲状腺结节都是良性的，许多可能只有几毫米。如果结节较大，在 2cm 以上，就需要定期检查。即使是恶性结节，只要进行切除手术即可，甲状腺瘤大多是惰性肿瘤，很少出现转移的情况。

做 B 超时还有一种常见的诊断，就是肝囊肿。看似很严重，但肝囊肿多数为先天性的，不会有任何症状，对身体也没有损害。一般小于 5cm 的囊肿无须治疗，但大于 5cm 时，最好定期到医院检查观测情况。

作为普通人，在看到这些吓人的病名时不应该自己吓唬自己，甚至过度联想，也不要随意听信网络的谣言，使自己处于焦虑、紧张的情绪中。但定期体检依然是非常有必要的，有些疾病初发时症状并不明显，只有通过系统的排查才能确定是否有潜伏的隐患并采取对应的防治措施。

PART4

到底怎么做才算养生

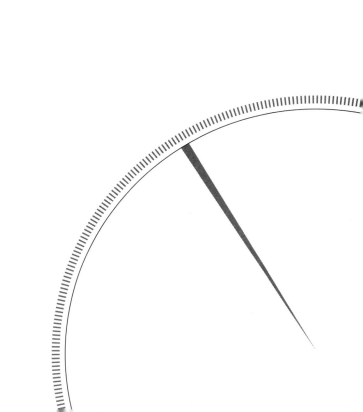

01 失眠吃什么

"啊，最近我又失眠了。"

上面这句话相信大家都不陌生，因为在现在这个时代，失眠已成为大家的"口头禅"。失眠是由于情志、饮食内伤，或病后及年迈，禀赋不足，心虚胆怯等病因，引起心神失养或心神不安，从而导致经常不能获得正常睡眠为特征的一类病症。主要表现为睡眠时间、深度不足，以及不能消除疲劳、恢复体力与精力，轻者入睡困难，或寐而不酣，时寐时醒，或醒后不能再寐，重则彻夜不寐。

一、失眠对人体的影响

在人群中失眠患病率高达 10%～20%，它是临床常见病症之一。失眠会对身心造成长期持续性困扰。

身体疼痛和心理压力也会引起失眠，虽然失眠不属于危重疾病，但会妨碍人们正常生活、工作、学习和健康，并能加重或诱发心悸、胸痹、眩晕、头痛、中风等病症。

顽固性的失眠，给病人带来长期的痛苦，甚至形成对安眠药物的依赖，而长期服用安眠药物又可引起医源性疾病，所以我们应该重视失眠这个病症。

二、调整失眠的食养疗法

我们可以摄入一些有安神助眠作用的药膳调理身体以改善失眠。

《黄帝内经·素问·六节藏象论》曰："五味入口，藏于肠胃，味有所藏，以养五气，气和而生，津液相成，神乃自生。"说明食物除了维持机体新陈代谢的基本需要外，对于维护精神意识活动，保证正常工作和学习能力也有着重要意义。

《黄帝内经·素问·藏气法时论》曰："五谷为养，五果为助，五畜为益，五菜为充，气味合而服之，以补精益气。"这说明了我们在平常的生活中应该注重对谷、果、畜、菜的挑选，来改善自己的饮食，使自己的饮食达到均衡，使机体得到平衡，这样对失眠也会有一定的缓解。

下面列举几种食疗方案。

酸枣粥	生地黄粥	粳米粥
上用水绞取汁，下米三合煮粥，空腹食之	生地黄汁一合，酸枣仁（水绞取汁）二盏。上件水煮同熬数沸，次下米三合煮粥，空腹食之	水和粳米，煮而食之
久服之可安五脏，轻身，延年，助睡眠	酸枣仁能养血安神，生地黄能清心凉血安神，同时搭配粳米粥，可调和自己的心神，对失眠有着事半功倍的效果	宜煮粥食，粥饭为世间第一补人之物。故贫人患虚证，以浓米饮代参汤，每收奇绩，更助睡眠

　　我们可以通过一些食疗方法来缓解失眠带来的困扰，甚至效果显著，这也是中医的神奇之处。

02 尿酸高该怎么食疗调理

尿酸高者常常会半夜痛醒，有时别人在吃着火锅，自己却只能眼巴巴地看着，太难受了。那到底什么是高尿酸，它是怎么来的呢？

一、什么是"高尿酸"

高尿酸对人体有很大伤害，如果不控制饮食，后果会很严重。高尿酸是人体内有一种叫作嘌呤的物质因代谢发生紊乱，致使血液中尿酸增多而引起的一种代谢性疾病。

近十几年来，过去比较少见的高尿酸患者多了起来，不仅中老年人发病，而且还出现了年轻化的趋势，成了一种常见病。

男性尿酸正常值范围	149 ~ 416 μmol/L
女性尿酸正常值范围	89 ~ 357 μmol/L

如果超出指标的话，就是高尿酸了。尿酸过高，也会引发其他疾病，与痛风、高血脂、糖尿病、心血管疾病和肾脏疾病等具有很高的相关性。

二、高尿酸从哪儿来

体内尿酸的 20% 来源于食物中摄入的嘌呤。研究证实，膳食因素和高尿酸血症关系密切，食用大量的肉类、海鲜、啤酒等可使血尿酸水平升高；而食用乳制品、富含叶酸和维生素 C 的蔬菜水果可降低血尿酸水平。

应科学合理地引导居民平衡膳食，限制禽畜肉类、鱼虾蟹贝类、菌藻类和豆类的过量摄入，增加嘌呤含量低的蔬菜水果、蛋奶等食物的摄入。尤其是针对男性，应限制酒精摄入量。

我国约有 1.9 亿高尿酸血症患者，属于中医学"痹病""历节病""痛风""脚气"等范畴。汉代张仲景《金匮要略》云："病历节不可屈伸疼痛"，皆由"风湿""风血相搏"所致。《医学入门》云："形怯瘦者，多内因血虚有火；形肥勇者，多外因风湿生痰。以其循历遍身，曰历节风。甚如虎咬，曰白虎风。痛必夜甚者，血行于阴也。"

三、治疗高尿酸的中药食疗方法

对于高尿酸血症的中药食疗，中医学认为，可多吃固肾的中药。固肾的中药有助排泄尿酸，平日可按"六味地黄"（熟地、山茱萸、山药、泽泻、丹皮、茯苓）配方煎水饮用，以收滋阴补肾功效；还可多吃补肝肾、舒筋活络、祛除风湿的食物，例如可用桑寄生煲糖水，但不要放鸡蛋，可加莲子。

痛风患者的食疗方如薏苡仁粥。薏苡仁性味甘淡微寒，据《本草纲目》记载，薏苡仁能"健脾益胃，补肺清热，祛风胜湿。炊饭食，治冷气。煎饮，利小便热淋"。现代医学认为，高尿酸血症 80% ~ 90% 具有尿酸排泄障碍，所以薏苡仁可能是通过增加尿酸的排泄而发挥作用。

四、哪些水果可以降尿酸

除了中药，平常我们还可以多吃水果，因为水果降尿酸作用有四个方面：低嘌呤、碱性食物和含有丰富的维生素 C，以及具有高含量的钾离子。水果嘌呤含量相对较低；碱性食物有利于尿液的碱化及尿酸的溶解；适量的维生素 C 可降低血尿酸；钾离子可以起到碱化尿液的作用，促进尿酸排泄。水果本身是低脂食品，还含有丰富的食物纤维，有助于促进身体的新陈代谢以及帮助抑制食欲。因此食用水果降血脂的同时也降尿酸。在高甘油三酯血症患者中，约有 82% 的人，伴发高尿酸血症。

那我们要吃哪些水果呢？高尿酸血症是内源性抗氧化物质尿酸生成过剩或者排泄障碍所引发的疾病，与多种氧化酶有关。而苹果中含有的苹果多酚对黄嘌呤氧化酶存在抑制作用，因而可以抑制黄嘌呤生成尿酸。

除了苹果之外，酸枣的维生素 C 含量很高，不含嘌呤，理论上能降尿酸。橘子、柠檬、橙子、木瓜所含维生素 C 含量比一般水果高，维生素 C 能溶解粘在关节处的晶体，缓解高尿酸血症带来的伤害。

综合来看，高尿酸患者一定要控制饮食，平衡膳食，善待自己的身体。

03 冠心病最怕什么食物

老年人最怕的是啥病？排在第一位的就是冠心病。为啥冠心病常见于老年人呢？老年人血管（冠状动脉）硬化了，血管腔狭窄、阻塞了，导致心肌缺血缺氧，甚至坏死，所以冠心病的本质就是心肌缺血缺氧，而使心脏不能正常工作。

一、与冠心病关系密切的不良因素

那为什么会得冠心病，换句话说，为什么我们的血管腔会"堵住"呢？现有研究表明，有七个主要危险因素与冠心病有关。

第一	吸烟
第二	肥胖
第三	高血压
第四	高胆固醇血症
第五	糖尿病
第六	缺乏身体活动
第七	水果和蔬菜摄入不足

冠心病患者的饮食原则为控制热量、少吃多餐、多吃水果和蔬菜。而其中增加水果的摄入已经被世界卫生组织推荐为防治心脑血管疾病的措施之一。来自哈佛大学的一项前瞻性研究表明,每增加一份蔬菜水果的摄入,冠心病发病风险可降低 4%;根据中国营养学会发布的《中国居民平衡膳食宝塔》推荐,成人每人每天应该摄入 200 ~ 350g 的水果。

二、对预防冠心病有较好作用的食物

什么食物对预防冠心病有较好的作用呢?

1.山楂:山楂中含有三萜类及黄酮类等药物成分,具有显著的扩张血管及降压作用,有增强心肌、抗心律不齐、调节血脂及胆固醇含量的功能,对防治心脑血管有很好的疗效。冠心病、高血压等疾病患者平常不妨多备一些山楂或山楂片。

2.苹果:研究表明,苹果具有防止胆固醇增高的作用,对冠心病、动脉粥样硬化、高血压都有很好的疗效。患者可以每天吃 1 ~ 2 个,正如俗语说的那样,"一天一苹果,医生远离我"。

3.猕猴桃:猕猴桃被誉为"水果之王",维生素含量丰富,平常多吃,可降低血胆固醇及甘油三酯水平,一方面稳定血压,另一方面对预防冠心病、动脉硬化等都有很好的效果。

4.菠萝：菠萝所含有的一种物质能促进血液循环来降低血压，稀释血脂，减少冠心病的发生。

5.松子：有"长寿果"之称的松子内含有大量的不饱和脂肪酸，具有很好的软化血管的作用，保持血管的弹性，对老年人作用更加明显，可以降脂降压，对高血压、冠心病的预防有一定作用。

6.香蕉：香蕉富含钾，钾有益于血液循环，可降低血压，预防高血压和心血管疾病。坚持每天食用香蕉对降低血压有很好的效果，同时能减少冠心病的发生。

7.核桃：核桃仁中含有锌、锰、铬等人体不可缺少的微量元素，对促进胆固醇代谢和保护心血管的功能有良好的效果，对预防冠心病、高血压等有一定的作用。

8.橘子：橘子也是很多人经常吃的一种水果，橘子皮可以加强毛细血管的硬度、降血压、扩张心脏的冠状动脉，这样也可以有效预防冠心病的发生。

当然，这些食物都只是对冠心病有一定的预防作用和改善病症的作用，冠心病患者还是需要规范的药物治疗、得当的护理以及适宜的运动，再配上食物的作用，才能效果更好。

04 月经量少可吃什么调理

随着社会生活节奏的加快，工作压力增加，女性妇科疾病发病率呈现上升的趋势，其中月经不调成为女性妇科疾病的常见病、多发病。月经量过少，古籍称"经水涩少""经水少"等，是指月经周期正常而经量较前明显减少（一般不足20mL），甚至点滴即净，或行经时间不足1～2天。

一、为什么要重视月经量少

我们为什么要重视月经量少？

首先，月经量过少往往是闭经的前兆。如不及时治疗可以发展为闭经、不孕等疾病，给女性患者的身心造成极大的困扰。

其次，月经量少可引发头疼、色斑、暗疮等问题。现代人平常生活易不规律，熬夜、暴饮暴食的现象屡见不鲜，易导致女性的月经量过少。

二、中医论月经

从中医来讲，王叔和《脉经·平妊娠胎动血分水分吐下腹痛证》中有"经水少"记载，认为其"亡其津液"。《万氏妇人科》根据体质虚实，提出"瘦人经水来少者，责其血虚少也，责其痰碍经隧也"。从这些古籍可以看出，对于月经过少这种妇科病，主要以血虚、肾虚、血瘀、痰湿为主要原因。

1. 血虚症状及食补方法：如果月经来了，但是推迟了，并且量少色淡、质清稀、伴有头晕、失眠、脸上毫无血色、浑身没什么劲儿，那可能是血虚了。坚持吃樱桃、猪肝粥。樱桃味甘平，涩，调中益气。猪肝粥的做法：用猪肝 100～150g，大米 100g。先将猪肝洗净切碎，与大米一同入锅，加水 1000g 及葱、姜、油、盐各适量，先用旺火烧开，再转用文火熬煮成稀粥，具有益血补肝的功效。

2. 肾虚症状及食补方法：如果发现腰酸背痛，经期延后，量少，色正常或暗淡、质薄，乏力，那可能是房劳过度等原因引起的肾虚，可以煮一些山药粥、黑芝麻糊等膳食来补养自己的身体。

3. 血瘀症状及食补方法：如果发现月经量少，色暗有血块，排出不畅，并伴有小腹胀痛，那可能是体内有瘀血。饮食方面，可食桃仁、油菜、黑大豆等。具有活血祛瘀作用的食物如山楂粥、花生粥，亦有疗效。适宜食物有黑豆、黄豆、香菇、茄子、油菜、杧果、番木瓜、海藻、海带、紫菜、萝卜、橙、柚子、桃、李子、山楂、醋、玫瑰花、绿茶、红糖、葡萄酒等。

4.痰湿症状及食补方法：如果月经后期，有量少色淡、质黏腻等症状，那可能是体内有痰湿了。食疗上应戒除肥甘厚味，戒酒，且最忌暴饮暴食和进食速度过快。应常吃味淡性温平的食品，多吃些蔬菜、水果，尤其是一些具有健脾利湿、化瘀祛痰的食物更应多食。适宜痰湿体质者食用的食物有芥菜、韭菜、香椿、辣椒、大蒜、葱、生姜、木瓜、白萝卜、荸荠、紫菜、洋葱、白果、大枣、扁豆、红小豆、蚕豆、包菜、山药、薏米等。

总之，对女性月经量过少一定要重视起来，及早治疗，防止其进一步恶化。

05 延缓女性衰老的食疗方法

　　"当你老了，头发白了……"这首歌不知道唱出了多少人不愿面对的现实与无奈，尤其是女性，因为女性爱美嘛！

一、女性衰老的自然过程

　　从生物学上讲，衰老是生物随着时间的推移，自发的必然过程，它是复杂的自然现象，表现为结构的退行性变和机能的衰退，适应性和抵抗力减退。生物学上把衰老看作是从受精卵开始一直进行到老年的个体发育史。

　　从中医角度来说，从人的出生到死亡，必然经历生、长、壮、老、死等生命过程，衰老是伴随着年龄的不断增长，出现的生命精华物质的亏损减少以及脏腑功能和形体结构的衰退现象。《黄帝内经》言："女子七岁，肾气盛，齿更发长……五七，阳明脉衰，面始焦，发始堕；六七，三阳脉衰于上，面皆焦，发始白；七七，任脉虚，太冲脉衰少，天癸竭，地道不通，故形坏而无子也。"这段话也佐证了中医对人体衰老认识的观点。而延缓衰老、留驻女人青春魅力是女人永恒的梦想。

女性衰老的症状	
其一	皮肤毛发干燥失去弹性，光泽减退
其二	体型发胖小腹臃肿，出现水桶腰
其三	自主神经功能紊乱，表现为潮热、失眠、易怒和抑郁

二、食养延缓衰老的常用办法

那到底怎样吃才能对衰老有延缓作用呢？中医既讲究药食同源，又讲究分型论治。

1.肝血虚（补益肝血，乌须黑发）：当开始长白发，并且有面色苍白、萎黄、夜盲、视力模糊、头晕、耳鸣等症状时，可能是肝血虚了。中医学认为"发为血之余"，须发乌黑是人体气血旺盛的表现，须发枯黄或早白，乃为肝血亏。

乌须黑发的治疗原则，以滋阴养血为主。常用药物如何首乌、地黄、女贞子、墨旱莲等；食物可选用阿胶羹。阿胶羹的做法：选用冰糖、阿胶各 250g，核桃肉、黑芝麻、桂圆肉各 150g，去核红枣 500g，黄酒 750g，将阿胶在黄酒中浸泡 10 天，随之连同黄酒放置于搪瓷容器中，采用隔水蒸的方法，使阿胶完全融化，随之将核桃肉、黑芝麻、桂圆肉等捣碎，并连同冰糖放置于阿胶酒中，加以搅拌，随之蒸至冰糖融化，冷却后为冻状。

2.脾肾不足（益脾补肾，润肠滋燥）：当有腹泻或者腰膝酸软等症状时，可用山药黑芝麻粥进行调治。

山药 15g，黑芝麻 120g，冰糖 125g，粳米 60g，牛奶适量。粳米淘净，浸泡 1 小时捞出滤干，山药切细，芝麻炒香；三料同置盘中，加清水、牛奶拌匀，磨碎后滤出细茸，倒入锅内，用文火煮沸，调入冰糖，不断搅拌成糊；每次服2汤匙，每日2次。可滋补身体，抵御衰老。山药可补脾益肾，而黑芝麻能补肝肾、益精血、润肠燥，配上粳米补中，对身体大有益处。

当然，平常还可以多吃黑米、黑豆、核桃等食物。黑米可以改善睡眠质量。黑豆具有补肝肾、强筋骨、暖肠胃、明目活血、利水解毒等作用，也是润泽肌肤、乌须黑发的佳品。长久食用核桃可使肌肤白嫩光滑，延缓肌肤的各种衰老现象。

06 赶走宫寒小妙招

什么是"宫寒"？"宫寒"，顾名思义就是子宫寒冷，是指女性肾阳不足，胞宫失于温煦所出现的一系列症状。主要有怕冷、月经推迟、月经量比较少、月经颜色淡，或痛经、性欲减退、腰酸腿软、下腹坠胀、夜尿多等症状。严重的会出现闭经、不孕。

一、引起宫寒的原因

为什么会"宫寒"？老话说"十女九寒"，虽然有些夸张，但说明很多女性的体质容易偏向寒性。

引起宫寒的原因如下表：

人的先天体质	天生体质较寒：四肢容易冰冷，对气候转凉特别敏感，脸色比一般人苍白，喜欢喝热饮等。
	部分遗传因素：父母体质偏寒，或是出生时，他们年龄比较大，身体阳气逐渐减少，这会直接导致寒性体质。
不良的生活方式	居住环境寒冷、爱吃冷饮、贪凉、将空调温度调得过低或是穿露脐装、冬天衣着单薄等，而经期受凉的话，影响更大。
其他原因	过度疲劳或情绪变化、快速减肥、流产也会损伤身体的阳气，导致宫寒。

二、 宫寒的一些表现症状

1.发胖：寒性体质者容易全身发胖，可伴有气短乏力、失眠多梦等症状。子宫热量越不足，身体就越需要囤积脂肪来维持自身的生理机能，从而引起肥胖。

2.月经异常：经期腹痛、小腹凉，用热水袋敷后可缓解。月经量少，血色暗红有血块，甚至呈黑色，个别女性痛经达到难以忍受的程度。经前往往小腹有坠胀感，并出现白带增多、腰酸或疼痛等现象，少数有反胃、恶心呕吐的反应。

3.其他:下腹部寒冷,时有疼痛,月经有时错后,色淡而量少,精神较差,平时腰酸腿软,有白带,小便较多,性欲减退。严重者腰酸如折,面色暗黄,自觉下腹部不暖,四肢冷,口淡无味,小便频。

三、驱除宫寒的几个妙招

1.多做运动：一般来说，宫寒的女性大多运动过多容易感觉疲劳，其实"动则生阳"，寒性体质者特别需要通过运动来促进全身的血液循环，改善体质。快走是最简便的运动方法，尤其是在卵石路上行走，能刺激足底的经络和穴位，可以疏通经脉，调畅气血，改善血液循环，使全身温暖。

2.用热水泡脚：平日也可多用热水泡脚，刺激足底的经络和穴位，使全身暖和起来。

3.艾条温灸腹部穴位：艾条温灸也是一种比较简单的家居方式，一般选取两个穴位——肚脐正中直下1.5寸处的气海穴、肚脐正中直下3寸处的关元穴。用艾条每日熏烤30分钟，长期坚持就可以见效。

4.注意保暖：首先要改变自己的生活习惯，注意保暖。特别是寒冷季节，"美丽冻人"是要不得的。还要注意不要坐有寒气的椅子，例如地面、石面或铁面椅子，以免受寒。

5.饮食调理：中医传统的养生观念认为，女性体质属阴，因此不要贪凉。在饮食上要避免吃生冷食物，即使在夏季，女性也不要吃过多的冷饮、寒性瓜果等，从冰箱里取出的食物最好放置一段时间再吃，在吃冷食之前最好先吃一些热食"垫底"。平时也可以适当多吃一些温阳的食物，如羊肉、韭菜、核桃、桂圆、大枣、花生等。还可以自做一份药膳，如当归生姜羊肉汤：

取当归20g，生姜30g，羊肉500g，黄酒、调料适量。将羊肉洗净、切块，加入当归、生姜、黄酒及调料，炖煮1～2小时，吃肉喝汤。此汤具有益气补血、温中祛寒的作用，适合宫寒女性食用。

宫寒不可怕，只要我们有意识地去改善身体、增强体质、起居有节，宫寒还是会离我们远去的。

07 肾虚该怎么食补

肾虚一些常见的表现症状：记忆力下降，注意力不集中，工作效率降低；工作没热情，生活没激情；男子性欲降低，阳痿或阳物举而不坚，遗精、滑精、早泄，不育；女子子宫发育不良，性欲减退，不孕等；尿频、尿等待、小便清长；早衰健忘失眠，食欲不振，骨骼与关节疼痛，腰膝酸软，不耐疲劳，乏力，视力减退，听力衰减；头发脱落或须发早白，牙齿松动易落；容颜早衰，有眼袋、黑眼圈，肤色晦暗无光泽，肤质粗糙、干燥，出现皱纹；男性早秃等。

一、中医论肾虚

肾虚是什么呢？从中医来讲，肾有藏精、主生长、发育、生殖的作用。《黄帝内经·素问·六节藏象论》说："肾者主蛰，封藏之本，精之处也。"这个精，包括了先天之精和后天之精，而它们又是人体生长、发育及具备生殖能力所必需的东西。如果肾虚的话，人体就会出现诸如上面列出的问题，并且性功能也会受到严重的影响。现代人由于暴饮暴食、酒后喝浓茶、经常憋尿、房劳无度，以及生活睡眠上的不规律等原因，日积月累，导致肾虚。

二、肾虚如何调理

如果肾虚了应该吃什么来改善呢？我们可以通过食用一些药膳及水果来补肾。中医讲究辨证论治，而肾虚分为肾阴虚和肾阳虚。

1.肾阴虚。主要表现为腰膝酸软，两腿无力，眩晕耳鸣，脱发齿松，晚上易出汗失眠，口干，尿黄，大便干燥等。

肾阴虚食疗法		
食疗一：山药萸肉茶	山药15g，萸肉10g，生地12g，白芍12g，酸枣仁10g，夜交藤15g	同煎，去渣留汁加糖代茶。
食疗二：百合莲子羹	鲜百合、莲子各30g，枸杞子15g	冰糖少许，文火慢炖至熟烂，有补肾养阴、养心安神的作用。

注：平时还可吃些桑葚、葡萄等水果来滋阴，少吃油炸以及葱、生姜等温性燥烈的食物。

2. 肾阳虚。主要表现为腰膝酸痛或腰背冷痛，畏寒肢冷，尤以下肢为甚，五更泻；头目眩晕，精神萎靡，面色白或黧黑等。

肾阳虚食疗法		
食疗一：炖猪腰	猪肾2个，杜仲15g，核桃肉30g	先将猪肾切开去肾盏洗净，与杜仲、核桃肉一起炖熟后，去杜仲、核桃肉。功效就是补肾助阳，强腰益气。
食疗二：羊肉虾米汤	羊肉200g，虾米30g，大蒜20g、葱少许	将羊肉切片，将虾米用适量水煮好，放入葱、蒜，最后加入羊肉，煮熟即可食用。功效可温肾散寒壮阳。

注：也可食韭菜等温肾壮阳的食物，可做韭菜炒鸡蛋。不能吃寒凉的食物，寒凉水果如梨、苹果、西瓜等，寒凉蔬菜如青苦瓜、西红柿、生菜、空心菜、莲藕、瓠子、菜瓜等。

当然，如果肾虚比较严重的话，还是要去找好的中医大夫来看病开方的。

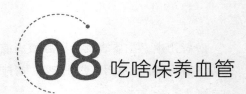
08 吃啥保养血管

血管像河流，蜿蜒在我们的身体里，输送着各种营养物质，对我们人体是非常重要的。

血管	动脉	生物运送血液的管道，而血液是人体重要的组成部分
	静脉	
	毛细血管	

如果没有保护好血管的话，后果会非常严重。随着年龄增长，动脉管壁结构、功能发生改变，导致管壁硬度增加，血管顺应性及弹性也会降低。

一、血管变硬会带来什么后果

如果血管变"硬"，往往会潜在引发心血管疾病、高血压和脑卒中等。

心血管疾病以冠心病为主。高血压可伴有心、脑、肾等器官的功能或器质性损害。脑卒中就是我们平常说的"中风"。

所以对于保养血管，我们一定要重视起来，尤其是老年人更要注重血管的保养。增龄是动脉粥样硬化血管疾病发生和发展的独立危险因素之一。增龄伴随着血管结构和功能的改变，会导致动脉弹性逐渐下降。

二、如何通过食疗保养血管

我们该怎么通过食疗来保养血管呢？

1.限制胆固醇摄入量，特别是应适量限制动物性食物的摄入量。动物性食物含有胆固醇，植物性食物不含胆固醇，但其含有的植物固醇可有效促进胆固醇的吸收，降低血胆固醇水平。

胆固醇含量高的食物	
动物内脏	肝、肺等
奶制品	奶油、黄油、雪糕等
蛋类	鸡蛋中的蛋黄

2.多食含维生素比较丰富的食物。多种维生素，具有降低胆固醇、防止动脉硬化的作用。可多吃含维生素比较丰富的食物，如新鲜的水果、豆类、蔬菜，主食不要吃得太精，因为谷类的胚芽中含有较丰富的维生素 E 等有益成分。

蔬菜尤其推荐两种：茄子和洋葱。茄子含有较多的维生素 P，能增强毛细血管的弹性，因此对防治高血压、动脉粥样硬化有一定作用。洋葱含有一种对血管扩张作用较强的前列腺素A，它能舒张血管，降低血液黏度，减少血管的压力，同时洋葱还含有二烯丙基二硫化物和含硫氨基酸，可增强纤维蛋白溶解的活性，具有降血脂、抗动脉硬化的功能。

3.多吃富含钾、碘和铬的食物。钾盐可保护心血管，钠盐会增加心脏的负担，因此动脉硬化的病人食物不宜太咸，同时要多食富含钾的食物。碘能降低血中的胆固醇，对防止动脉硬化有好处。含碘丰富的食物，可以适当多吃，吃的时候要监测甲状腺的功能。经常饮用含铬较高的食物，也有防止动脉硬化的作用。

富含钾、碘和铬的食物	
富含钾的食物	蘑菇、豆类、菠菜、紫菜、莲子、苋菜等
含碘丰富的食物	海鱼、海参、海虾、海带、海菜等
含铬较高的食物	豆类、贝类等

4.多吃含膳食纤维的食物。膳食纤维可降低血中甘油三酯及胆固醇的水平，抑制冠状动脉粥样硬化，保护心血管、降低心血管病发病率。膳食纤维来源主要有谷类和蔬菜。

膳食纤维来源	
全粒谷类食品	糙米、黑麦面包、小麦片、玉米片、燕麦片、荞麦片等
蔬菜	辣椒、蒜苗、青蒜、韭菜、空心菜、苋菜、油菜等

平时大家应该注意控制饮食，平衡膳食，这样对自己的身体是有很大好处的。

09 熬夜肾透支补救食疗法

现如今，生活和职业的压力，导致了好多人经常熬夜，甚至通宵做事情。一次熬夜或许还没什么，但是经常熬夜的话就会对身体造成巨大的伤害。像程序员这样的职业，经常坐在电脑前，熬夜熬到两三点是家常便饭，然后出现了发际线增高、乏力、腰酸腿软、失眠等症状，这就是熬夜导致肾透支了。

肾为一身元阴元阳之本，如果经常熬夜就容易伤肾阴肾阳，就会导致心火亢于上，肾水寒于下之心肾不交。而人要想睡眠好，就必须要水火既济，阴阳相交，所以经常熬夜的人会失眠不寐，心烦睡不着觉。

肾在体为骨，主骨生髓，其华在发。如果经常熬夜导致肾透支，就会腰膝酸软，乏力，发际线逐渐增高。所以要想避免肾透支，首先就要停止熬夜。当然，如果已经出现了肾透支的症状，可以通过食疗来改善。

针对肾透支导致肾阴虚（肾阴虚症状前面讲过）的食疗法：

肾阴虚食疗法		
泡水喝疗法	枸杞子 6g、桑葚 6g、菊花 3g、龙眼肉 6g	枸杞子补益肝肾，益精明目；桑葚补益滋补肝肾阴；龙眼肉养血安神；菊花明目清火。将这些泡水喝，可以补肝益肾，养血安神。对于肾阴虚兼有眼睛干涩、心烦失眠的人有一定的改善效果。
煲汤食疗一	鸭肉 200g，沙参 15g，玉竹 15g	将三种食材放入砂锅内加适量清水，煲 1～2 小时，出锅时加少许生姜、葱花、调味料调味，即可食用。可以补益肝肾之阴，且可清阴虚产生的虚热。
煲汤食疗二	老鳖一只，枸杞、淮山药各 10g	

针对肾透支导致肾阳虚（肾阳虚症状前面讲过）的食疗法：

肾阳虚食疗法		
食疗一：韭菜炒鸡蛋	韭菜一把，鸡蛋 3 个	将韭菜炒熟后加入鸡蛋和调味料，翻炒片刻，即可食用。
食疗二：当归生姜羊肉汤	当归 10g，生姜少许，羊肉 200g，调味料适宜	将羊肉焯水后，与当归、生姜、调味料放入到砂锅中，久炖 1～2 小时，出锅前撒少许葱花，即可食用。

注：禁寒凉的食物，寒凉水果如梨、苹果等，寒凉蔬菜如青苦瓜、西红柿、生菜、空心菜、莲藕、瓠子、菜瓜等。

《本草纲目》曰："韭菜温中下气，补虚，调和脏腑，令人能食，益阳。"食韭菜可以温肾壮阳。

当然，如果经常熬夜导致肾透支严重的话，肾亏虚特别厉害的，最好去找好的中医大夫开中药来治疗，并且可配合食疗一起，慢慢地使肾阴阳平衡。最关键的一点，尽量避免熬夜，不然任何治疗也无济于事。

10 三种护肝食物

　　肝脏，从中医来说，它具有升发、"喜调达而恶抑郁"等特性，像往上生长的树木一样。它的主要功能是主疏泄和藏血。疏泄可调达气血，保证各个脏腑活动的正常进行，并且舒畅人的情志，畅达人的三焦，使人的气机通畅；而藏血就是贮藏血液和调节人体内的血量。从西医来讲，肝脏对来自体内和体外的许多非营养性物质如各种药物、毒物，以及体内某些代谢产物，具有生物转化作用。

　　肝脏在五时中主春，在春季人的肝气亦开始旺盛，排浊气、畅气血，正是调养肝脏的大好时机，重在养肝护肝。那我们为什么要养肝护肝呢？因为一旦肝脏"出事了"，就会引起严重疾病。常见的肝脏疾病包括甲肝、乙肝、丙肝、肝硬化、脂肪肝、酒精肝、肝癌等，所以我们一定要积极养护肝脏，预防肝脏疾病。

　　这里介绍三种护肝食物，它们分别是薏苡仁、番茄和红枣。

一、薏苡仁

从中医来说，薏苡仁能够利水渗湿，健脾止泻，除痹排脓，解毒散结。

比如脂肪肝，从病机来解释，可能是瘀血痰浊蕴结于体内，久而久之成为慢性病。而瘀血则可能是肝失疏泄，气机运行不畅导致的气滞血瘀；痰浊可能是脾失健运，痰浊蕴结。所以在治疗脂肪肝中可配伍薏苡仁。

从西医来讲，实验表明，薏苡仁能够改善胰岛素抵抗，影响胰岛素抵抗指数及内脏脂肪因子（Visfatin）水平，可以从多角度改善肝脏脂肪性病变，减轻肝脏炎症反应。所以平常可以煮薏苡仁粥来食用。

二、番茄

番茄可是个保肝的好果实。从西医来说，成熟的番茄中含有的番茄红素，具有抗脂质过氧化和清除体内过多的氧自由基的作用。

什么是氧自由基和脂质过氧化呢？氧自由基反应和脂质过氧化反应在机体的新陈代谢过程中起着重要的作用，正常情况下两者处于协调与动态平衡状态，维持着体内许多生理生化反应和免疫反应。一旦这种协调与动态平衡产生紊乱与失调，就会引起一系列的新陈代谢失常和免疫功能降低，形成氧自由基连锁反应，损害生物膜及其功能，以致形成细胞透明性病变、纤维化，大面积细胞损伤造成皮肤、神经、组织、器官等损伤。这种反应就叫脂质过氧化。

番茄红素可改善体内自由基生成系统和清除系统的平衡状态，发挥一定的抗脂质过氧化作用，这样就会对肝脏起到较好的保护作用，可以防止肝纤维化等。所以经常吃番茄也是养肝护肝的好方法。

三、红枣

从中医来讲，红枣具有益气补中、养血安神的功效，而肝藏血。从西医来讲，研究发现，红枣具有一定的抗脂质过氧化作用。所以平时吃点红枣，或者煮个红枣粥也是可以护肝的。

当然，除了食物方面，我们在日常还要注意自己的生活习惯，不要熬夜，要多运动等，才能更好地保护肝脏这一重要器官。

11 越吃越胖的水果

"嘿，朋友，最近看着又发福了啊，是不是又胖了，胖了多少……"这些话听起来不太友好，因为谁都想保持个好身材，有着健康俊朗的外形，招人喜欢。然而很多时候却是不尽如人意。

肥胖症，是体内脂肪堆积过多和（或）分布异常导致体重增加，是遗传、环境等多种因素相互作用的结果。超重和肥胖在全球流行，已经成为严峻的公共卫生危机之一。自1975年以来，全球人口肥胖率几乎翻了3倍，儿童和青少年的肥胖率至少增加了5倍，影响了发达国家和发展中国家各个年龄段的人群。肥胖症作为代谢综合征的主要组分之一，与多种疾病如2型糖尿病、血脂异常、高血压、冠心病、卒中、肿瘤等密切相关。因此，肥胖及其相关疾病会损害患者的身心健康，使患者生活质量下降、预期寿命缩短。

一、肥胖的原因

肥胖的原因主要是跟脂肪有关，而脂肪的积聚是由于摄入的能量超过了消耗的能量，即多食或消耗减少，或两者兼有。进食多，喜甜食、水果或油腻食物、快餐，经常在外用餐等使能量摄入增多。饮食构成也有一定影响，在超生理所需能量的等热量食物中，脂肪比糖类更易引起脂肪积聚。

二、哪些水果会导致越吃越胖

1. 椰子。排名第一的是椰子，每100g椰子所含的热量高达1008.79kJ（241kcal）。再说一个参考数据，100g米饭所含的热量是485.56kJ（116kcal），1个鸡蛋的热量是330.68kJ（79kcal）。也就是说喝下100g的椰汁的热量，相当于吃下2碗米饭或者3个鸡蛋，可以说热量非常高了。

2. 牛油果。排名第二的是牛油果，每100g牛油果所含的热量为715.78kJ（171kcal）。也就是说吃下100g的牛油果，相当于吃下一碗半米饭或者2.15个鸡蛋。

3. 榴梿。排名第三的是榴梿，每100g榴梿所含的热量为627.88kJ（150kcal），相当于吃下将近一碗半米饭或者2个鸡蛋。并且食用100g榴梿后的热量，需要散步75.2分钟才能消耗掉，它含有的碳水化合物、脂肪非常高，水分极低。全身脂肪多或者患有肥胖症的人不可多吃。另外，食用榴梿后，不可以饮酒，以免肠胃不适。

4. 香蕉和冬枣。香蕉和冬枣同时排在第四位，每100g香蕉所含的热量为481.37kJ（115kcal），而每100g冬枣所含的热量为473kJ（113kcal），相当于一碗米饭或者1.5个鸡蛋。食用100g香蕉后的热量，需要散步55.9分钟才能消耗掉。香蕉碳水化合物含量高，含有很高的钾元素，在水果中热量偏高，不适合大量食用。

5. 波罗蜜。波罗蜜排在第六位。每100g波罗蜜所含的热量是439.51kJ（105kcal），相当于一碗米饭或1.3个鸡蛋的热量。

当然，吃水果时还要注意摄入量。举个例子，如西瓜，每100g西瓜热量仅129.76kJ（31kcal）。但是它有一个特点，味甜爽口多汁太好吃，一个成年人吃五六斤还是很随意的。就按照5斤来说，所含的热量是3244.04kJ（775kcal），远比第1名椰子要高多了。所以我们吃水果要注意不能"走极端"。《健康膳食指南》介绍，一个成年人每天水果摄入量应保持在200～350g。

只要注意了这些，并且注意合理运动以及作息，可能就会减少肥胖的发生。

12 养生茶的搭配

养生，主要的目的是延年益寿；而养生茶，顾名思义，是以茶为主要原料，根据时令或体质等，配合不同食材或药材制作的茶饮品，以饮茶的方式达到养生保健的目的。养生茶因为制作方便，所以被很多养生者所喜爱。但是这些食材或者是药材都是有偏性的，像清火的中药大多具有苦寒性等，所以我们要根据不同的体质来分别搭配不同的养生茶，方可达到一定的养生效果。

那该怎样辨别体质来选择不同的养生茶呢？中医将体质分为平和质、阳虚质、阴虚质、气虚质、血虚质、痰湿质、湿热质、血瘀质、气郁质、特禀质。下面我们来根据不同的体质来搭配不同的茶。

一、平和质

平和质，其实就是最好的体质，以面色红润、精力充沛等为表现特点。平常可以喝乌龙茶，《本草纲目拾遗》道："武夷茶色墨而味酸，最消食下气，醒脾解酒……破热气、除瘴气、利大小肠。"对人的身体大有好处。

二、阳虚质

阳虚质主要表现为畏寒怕冷、手脚冰凉、脸色苍白、精神不振等症状。可以喝干姜暖身茶。材料：干姜 2g，白芍 7g，香附 5g，蜂蜜适量。做法：将干姜、白芍、香附洗净后沥干放入茶壶中，然后加入 500mL 沸水闷泡 15 分钟，之后倒入杯中，根据个人口味添加蜂蜜，搅匀后即可饮用。可以帮助驱寒，红润面色，恢复精神。

三、阴虚质

阴虚质主要表现为手足心热、晚上汗出、醒时自止、形体消瘦等症状。可以喝白芍茶。材料：白芍 10g，绿茶 3g。做法：用 300mL 开水冲泡后饮用，冲饮至味淡。可以补助阴液，治疗阴虚发热。

四、气虚质

气虚质主要表现为气短无力、容易汗出、乏力、喜卧床等症状。可以喝归芪枣茶。材料：当归5g，黄芪5g，大枣3枚，花茶3g。做法：用前三味药的煎煮液350mL泡茶饮用，冲饮至味淡。可以补益气血，提高免疫力。

五、血虚质

血虚质主要变现为唇甲色白、乏力、脸色苍白等症状。可以喝当归芍茶。材料为：当归5g，白芍3g，花茶3g。做法：用前二味药的煎煮液300mL泡茶饮用，冲饮至味淡。可以补养肝血，还可治疗女性痛经。

六、痰湿质

痰湿质主要表现为眩晕、头痛、呕吐痰涎、头重如裹、胸闷等症状。可以配伍茯苓2g，薏苡仁2g，橘皮2g，山楂2g，绿茶5g。做法：用前几味药的煎煮液350mL泡茶饮用，冲饮至味淡。可以涤痰利湿，使身体变轻松。

七、湿热质

湿热质主要表现为头痛而重、身重困倦、口苦、胸闷、尿黄而短等症状。可以用茵陈蜂蜜茶。材料：茵陈 3g，蜂蜜一勺。做法：将茵陈用冷开水适量浸泡片刻，而后去掉冷开水，再加入蜂蜜及开水，浸泡饮服。可以用来清利肝胆湿热。

八、血瘀质

血瘀质主要表现为面色偏暗、嘴唇颜色偏暗、烦躁、健忘等症状。可以用当归茶。材料：当归 6g，川芎 2g。做法：取当归、川芎，煮水或泡水当茶饮，制成当归茶。此茶能够补血活血，用于治疗体内瘀血残留、女性经期腹部刺痛等。

九、气郁质

气郁质主要表现为多愁善感、忧郁脆弱或者情志抑郁、不愿与别人打交道等症状。可以用玫瑰花茶。材料及做法：玫瑰花瓣 15g，泡制成玫瑰花茶。此茶具有理气解郁、活血化瘀的功能，使人的郁闷情绪得以舒缓。

十、特禀质

特禀质主要是以过敏反应为特征。其中最常见的就是过敏性鼻炎。可以用辛夷茶。材料及做法：辛夷花3g，开水泡服饮用，可用于过敏性鼻炎急性期。

当然，时令对于茶的影响也很重要。春夏两季，可以喝绿茶和青茶，能起到清热解暑的作用。秋冬季节，适合喝红茶和黑茶，这两种茶是温热性质的，可以起到驱寒的作用。

13 一物降一物，五脏的保镖

五脏，为心、肝、脾、肺、肾。它们就像个汽车，少了哪个零件都不行，必须要环环相扣，才能共同发挥作用。

心主血脉，又主神明。它既生血又行血，将血液运送各处，营养全身；并且主意识、思维等精神活动。肝贮藏血液，调畅全身气机，调畅我们的情志，妇人最容易肝气郁滞，因为女人以血为先天。脾主运化和统血，为人体的后天之本，它把我们摄入的食物化为精微物质，然后传输到各个脏腑，使脏腑们得到营养，并且五脏六腑之血全赖脾气统摄。肺主要功能是主气，"诸气者，皆属于肺"，它跟我们的呼吸功能密切相关，气通则水、津液都能得以运行。肾为先天之本，主生长发育和生殖，并且藏着"先天之精"和"后天之精"，肾相当于我们身体的本元。五脏一起"合作"，来生化和储藏精、气、血、津液和神，它们在人体的生命活动中起着十分重要的作用。

一、山楂保护心脏

对于心脏来说，山楂就是它的"保镖"。

从中医来讲，山楂的功效是消食健胃、行气散瘀、化浊降脂。为什么人老年了会有得心脏病的可能呢？是因为阳气亏虚，无以推动气血，可能导致血瘀于心中，就会血管堵塞形成心脏病。而山楂可以行气散瘀，它可以预防和改善这种情况。山楂还可以化浊降脂，治疗高脂血症，并且可以防止高脂血症带来的并发症——冠心病。

从西医来讲，山楂中的解脂酶可以促进脂肪分解，其提取物能扩张冠状动脉，增加冠状动脉的血流量，保护缺血缺氧的心肌，既可强心、降血压及抗心律失常，又可降低血脂、抗动脉粥样硬化。

所以不管从中医还是西医来讲，山楂对于心脏来说有着无比巨大的好处，它可帮助心脏来"行血"，尤其在心脏虚弱的时候。

二、菠菜保护肝脏

对于肝脏来说，菠菜就是它的"保镖"。

从中医来讲，菠菜可以"利五脏，解酒毒"，它可以通利肝脏，帮助肝脏解决因喝酒产生的毒素。

从西医来讲，菠菜是具有抗氧化作用的，因为它含有黄酮类等化合物，这些化合物可以预防脂多糖诱导的肝损伤，减弱氧化应激反应。并且菠菜里还有多种维生素，像维生素 B_9，对于血液的生成有着重大的作用，而肝脏又是靠血的"滋养"为生。

所以常吃菠菜对于肝脏是有很大的好处的。

三、山药保护脾脏

对于脾脏来说，山药就是它的"保镖"。

从中医来讲，山药可"补脾养胃"，能补脾气，益脾阴，可治疗脾气虚弱导致的食少便溏或泄泻等。

从西医来讲，山药水煎液可以增强小肠吸收功能，帮助消化，保护脾胃黏膜免受损伤。

我们可以把山药用麸炒，增强山药的补脾健胃的功能。

四、梨保护肺脏

对于肺脏来说，梨就是它的"保镖"。

梨可以润肺止咳清热。《本草纲目》中曾记载："咳嗽，用好梨去核，捣汁一碗，放入椒四十粒，煎开，去渣，加黑饧一两，待化匀后，细细含咽。"

梨在我们生活中比较常见，尤其适用于秋天的时候。因为秋主燥，肺为娇脏，燥邪又容易伤肺阴。特别是对于咽喉炎患者（肺主咽喉）来说，这个季节他们的喉咙会觉得很不舒适，常常咳嗽。这个时候多吃梨会滋阴润肺，防止燥邪的侵袭。

五、黑豆保护肾脏

对于肾脏来说，黑豆就是它的"保镖"。

从中医来讲，豆乃肾之谷，且肾主黑色，所以从"形和色"方面黑豆可补肾。它的功效为补肾、强筋骨、利水等。同时它也是润泽肌肤、乌须黑发之佳品，而肾主骨，其华为发，且为"水"脏。所以黑豆简直就是为肾而量身定制的衣服。

从西医来讲，黑豆中含有的 B 族维生素和维生素 E，对于人体的营养保健、抗衰老、增强活力具有很大的作用，所以黑豆可以保护肾脏。

14 这些东西这样吃

一、怎么吃大蒜

大蒜为百合科植物。大蒜的鳞茎，又名胡蒜、蒜头、大蒜头等，味辛性温。具有温中行滞、解毒杀虫、防癌抗癌、止痢等作用。

大蒜里含有一种叫作大蒜素的物质，具有很强的杀菌作用，对肠道中的痢疾杆菌、大肠杆菌、伤寒杆菌、霍乱弧菌和沙门菌等，都有很好的杀灭和抑制作用，故大蒜有"天然广谱抗生素"之美称。大蒜还可以降脂、降压、降血糖和降低胆固醇，故常食大蒜对健康长寿有一定的帮助作用。

而对于大蒜的吃法，最好的是吃生的而不是熟的，吃碎的而不吃整的。因为大蒜素遇热会失去作用。可以把大蒜切碎和凉菜一起拌着吃口感会非常好。当然，有胃溃疡、腹泻等症的人不宜食用。平时的大蒜也会和生姜、葱被当作调料品，虽然大蒜素已经遇热失去了作用，但是菜味会得到巨大的提升。

二、不可空腹吃的三种食物

空腹不能食用柿子。因柿子含有较多的鞣酸及果胶，在空腹情况下它们会在胃酸的作用下形成大小不等的硬块，如果这些硬块不能通过幽门到达小肠，就会滞留在胃中形成胃柿石。如果胃柿石无法自然被排出，那么就会造成消化道梗阻，出现上腹部剧烈疼痛、呕吐甚至呕血等症状。

空腹不能喝大量的浓茶和咖啡。空腹喝大量浓茶、咖啡会摄入过多咖啡因，可能导致心跳加速，产生胸闷、心悸等不适。

空腹不能喝牛奶。尤其对于乳糖不耐受的人群，因为他们无法把牛奶中的乳糖分解成葡萄糖及半乳糖，空腹时饮用更容易导致肠内堆积大量短链脂肪酸和气体，从而出现腹泻、腹胀或腹绞痛等症状。

三、三种致癌水果

第一个是槟榔。因为槟榔中含有一种叫作槟榔碱的物质，它与口腔鳞状细胞癌的发生关系密切。这种癌是指发生于唇、舌、涎腺、牙龈、口底、口咽、颊黏膜及口内其他部位的恶性肿瘤，严重危害人们的身心健康。

第二个是烂掉的苹果。有些老人家节省，看到烂掉的苹果不舍得丢掉。但是它会产生许多霉菌和真菌，会使人体组织发生癌变。

第三个是红心甘蔗。可以诱发神经损害症状，还可致死或致癌。

四、三种隔夜菜不能吃

第一位是韭菜。韭菜煮熟之后，就会含有硝酸盐，放久了就会转变成亚硝酸盐，这种物质是非常厉害的致癌物质，因此韭菜煮熟之后不要存放太久，如果时间太长，那就不建议再吃了。

第二位是凉拌菜。放到冰箱里会滋生细菌，如果第二天食用就会出现肠胃不适、腹痛等。

第三位是隔夜海鲜。由于海产品体内存在的某些细菌在高温下并没有被完全杀除掉，经过冷却之后，细菌会自然再生或者重新复活，会危害我们的身体健康。

五、花生胜过地黄丸

花生被称为"长寿果"，因为它永远保持永不腐烂的青春生命。而花生搭配一些食材功效会胜过地黄丸。

取适量的大枣、花生米、山药、莲子、大米。首先把莲子去芯，然后把其他的食材全部处理完毕，在锅中加入清水，把食材全部放进锅里煮成粥即可食用。

坚持食用就会发现身体阳气十足，也有力气了，此粥可以益气健脾，补虚强肾。

15 男人这样吃

男人，作为家庭的顶梁柱，首先必须要有一个健康的身体，有强壮的体魄，才能去养家糊口，才能担负起家庭的责任。而要有健康的身体该注意哪些方面呢？首先是要增强活力，保持每天的精力充沛；其次是消除疲劳，增强记忆力；最后是要强筋壮骨，壮实身体。

一、增强活力，精力充沛

活力是指旺盛的生命力以及行动上、思想上或表达上的生动性，那没有活力有哪些表现呢？首先就是感觉身体无力不想运动，"懒洋洋的"，做事情也提不起精神，感觉力不从心等，这样就会影响自己工作的积极性和动力。

中医增强活力讲究补脾和补肾。对于脾来说，《黄帝内经》曰："饮入于胃，游溢精气，上输于脾，脾气散精……"脾是把从食物中得到的精微物质，传送到五脏六腑，使其得到充养。

"脾主四肢"，如果脾脏因为各种原因而虚弱不堪，就会引起四肢乏力，肌肉失养，这也就是身体"懒洋洋的"。对于肾来说，肾为先天之本，藏"先天之精"和"后天之精"，为一身元阴元阳之本，而精气神又是同源，所以如果精气足则神气足，做事情也会有动力。补脾和补肾对于增强活力是有好处的。

推荐一道药膳，参芪炖鸡肉。配料：黄芪20g，枸杞子12g，党参10g，淮山药15g，鸡肉500g。做法：将鸡肉处理好后，放入砂锅中，加料酒、姜片、黄芪、枸杞子、党参、淮山药、葱等，再加水，用大火煮沸，然后再改小火炖上1个小时，最后加入调味料即可食用。这道药膳可以补益脾肾，益气固卫，充实肌肉，增加活力。

二、消除疲劳，增强记忆

中医说"脑为髓海"，肾又主骨生髓，所以说肾主脑，保持我们的肾脏阴阳平衡，可以提高我们的智力，增强我们的记忆力，并且还有消除疲劳的功能。

可以食用山药粥。配料：生山药150g，洗净去皮，切成块状。糯米150g，淘洗干净。做法：先用糯米煮粥，半熟时放入山药块，粥熟即可食用。山药可以补肾涩精，对于治疗健忘效果很好。它兼能补脾补肺补胃，对人的身体是大有裨益的。

三、强筋壮骨，壮实身体

骨骼起支持人体的作用，为人身之支架。骨之所以能起这样的作用，依赖于骨髓的营养。骨髓由肾精所化生，《黄帝内经·素问·阴阳应象大论》指出，"肾生骨髓"髓藏于骨腔之中，所谓"肾充则髓实"。而肝肾又同源，肝主筋。所以要想强筋壮骨，最重要的就是肝肾并补。

肝肾最常见的问题就是肝肾精血亏虚。可以食用一道药膳首归瘦肉汤。配料：瘦肉150g，首乌、牛膝、茯苓、当归、党参、黄芪、枸杞、姜片各5g。做法：将食材处理好，放入炖盅，加适量的盐、水，水加到炖盅的九成满，然后炖上1小时左右，即可食用。它能补益肝肾精血，使精生而髓充，则筋骨强壮。

16 女人这样吃

和男人相比，女人的生理特点则大不相同。女人可以有月经，可以孕育胎儿，并且第二性征乳房也随着年龄的增长呈现不同的形态。下面我们就针对这些方面来讨论女人该怎么吃才能使自己的生理健康。

一、月经调理

从月经来讲，根据《黄帝内经·素问·上古天真论》"女子七岁，肾气盛，齿更发长；二七，而天癸至，任脉通，太冲脉盛，月事以时下"的记载，可以明确月经产生的主要过程及其环节，即"肾气—天癸—冲任—胞宫"的作用机制。并且正常月经周期为 21 ~ 35 天，平均 28 天，周期长短可因人而异，提前或错后 7 ~ 10 天可视为正常范围，但是必须有规律性。月经的量一般 20 ~ 60mL。经色呈暗红，经质稀稠适中，不凝固，无血块，无臭气。

月经不调的食疗方法	
血虚	可以多食用菠菜、木耳、猪肝、黑豆、胡萝卜、桂圆、红枣等，或者用当归、党参、黄芪煲汤
体质偏寒	可食当归生姜羊肉汤
体质偏热	可短期用玫瑰花、月季花、菊花泡茶
形体偏胖	可食用茯苓饼，或薏米、大枣、山药煲粥
肾虚	可经常进食枸杞、百合、山药、桑葚等

二、孕育胎儿

从孕育胎儿来讲，女性承担了繁衍的重任。精子和卵子结合成为受精卵后，慢慢地发育成形，最后足月临盆，这整个过程几乎都是在女性生殖道中完成。而现代女性，不孕的问题越来越严重，肝肾亏虚、胞宫虚寒等因素，都会影响到孕育胎儿。下面我们来探讨什么样的饮食可以帮助孕育。

保护孕育的食疗方法			
体质类型	食疗	做法	功效
胞宫虚寒、肾阳不足	鹿角胶粥。配料：鹿角胶15g，粳米80g，生姜三片。	鹿角胶要用酒水烊化，然后粳米生姜煮成粥，其煮沸后将胶调入，即可食用。	补肾壮阳，驱散里寒。

体质类型	食疗	做法	功效
肝肾偏阴不足	桑葚果粥。配料：桑葚罐头50g，糯米100g，冰糖适量。	先将桑葚罐头中的桑葚子捣烂（加入桑葚果汁）备用；米洗净后加适量清水入砂锅中煮粥，先大火，后小火，粥熟后，加入捣烂的桑葚子和冰糖，稍煮，冰糖溶化即可。	补肝滋肾。
肝肾偏精血不足	海参水鱼煲。配料：海参50g，黑木耳50g，枸杞20g，鳖一只，巴戟肉20g。	将材料处理好后，放入砂锅，加入水、盐、鸡精、料酒等佐料，久炖1小时，即可食用。	补阴精血。

三、保护乳房

最后来讲一下女性的第二性征——乳房。约从8岁开始进入儿童后期，女性的乳房开始发育，一直到20岁左右，女性乳房发育成熟。丰满健美的乳房是成熟女性的标志，是女性魅力的表征。

女性可以通过食疗来保护自己的乳房成长和发育。对于脾胃肝肾不足的，可以食用玉竹丝瓜肉片汤。配料：猪肉60g，丝瓜一条，玉竹10g，枸杞10g。做法：将配料都处理好后，先炒丝瓜，后将玉竹、枸杞入锅，最后放肉片，加入调味料，即可食用。

17 小孩这样吃

　　小孩，年龄一般处在新生儿期到青春期。每个阶段都有不同的食疗方法。下面我们就根据不同的年龄段来谈小孩的食养方法。

一、新生儿期

　　新生儿自出生后脐带结扎时起至生后满 28 天，称为新生儿期。

　　新生儿提倡以母乳喂养。即新生儿娩出后，使其尽早吮吸母亲乳头，促进母亲泌乳。

二、婴儿期

　　出生 28 天后至 1 周岁为婴儿期。

婴儿期应以母乳喂养并逐渐添加辅食来逐渐增强婴儿的脾胃功能，增强自身的免疫力。

当然，辅食也是随着月份的增加而有不同的改变。4~6个月可以添加米糊、稀粥、蛋黄等；7~9个月可以添加粥、烂面条、肉末等；10~12个月可以添加稠粥、软饭、面条等。

当然，如果由于某些原因而导致母乳不足或者缺无，可以用其他代乳品喂养，如婴儿配方奶粉。

三、幼儿期

1周岁后至3周岁为幼儿期。

这个时期的孩子就应该由乳食为主转变为以普通饮食为主了。《黄帝内经·素问·藏气法时论》曰："五谷为养，五果为助，五畜为益，五菜为充，气味合而服之。"这时候食物要多样化，以谷类为主食，可以进鱼、肉、鸡蛋、蔬菜、水果等多种食物，荤素搭配。

但是要注意的是，因为幼儿的牙齿还没长全，咀嚼功能差，并且脾胃功能还很薄弱，所以上述的食物应该要碎和烂，易消化。

四、学龄前期

3 周岁后至 7 周岁为学龄前期。

在这个时期，小孩子在饮食行为上的反应是自我做主，对父母要求其进食的食物可能产生反感甚至厌恶，久之导致挑食、偏食等不良饮食行为，或引发营养不良。这一时期孩子咀嚼的能力还是较差，不能像成人一样进行膳食，否则也会导致消化不良。

所以这个时期的家长是一个"严厉"的监管者，要格外注意孩子的饮食，要注意营养的平衡，每天可以喝一杯牛奶，保证蛋白质、钙的补充；每天也要进食蔬菜，来保证维生素及铁的充足；并且一定保证三餐的正常，尤其是早餐，很多家长都认为早餐不吃对于孩子健康没什么影响，其实早餐非常重要。

要保证热量及各种营养素的摄入量，荤素可搭配着吃，品种要多样，以防止营养不良。当然也不能暴食暴饮，食量要和平时活动量相平衡，保持正常体重增长，防止积食。

五、学龄期和青春期

从 7 周岁后一直到青春期（女孩自 11～12 岁到 17～18 岁，

男孩自 13 ～ 14 岁到 18 ～ 20 岁）为学龄期和青春期。

在这段时期，孩子们的自身正气开始逐渐充足，免疫力也不断增强，并且处于成长发育的重要阶段。在饮食上就要更加重视膳食营养的平衡。

要重视优质蛋白质的补充，可食猪肉、牛肉、羊肉、鸡蛋、牛奶、豆浆等；要重视维生素的补充，可食猪肝、胡萝卜等补充维生素 A，可食海鱼、瘦肉补充维生素 D 防止佝偻病，可食西红柿、猕猴桃等补充 B 族维生素防止失眠；要重视钙、铁、锌、碘等元素的补充，可以食用海带、深色的蔬菜、瘦肉等。

这个时期一定要重视各方面的营养素和能量的补充，使身体得到好的发育和成长，为以后的健康长寿奠定基础。

参考文献

［1］韦新法，吴慧莉，冉小军.2018 年 NICE 咽喉痛（急性）抗菌药物处方指南解读（一）——抗菌药物处方选用和自我保健方案 [J].中国全科医学,2018,21(21):2521-2524.

［2］李雨濛，马军，段芳龄.ACG 临床指南：幽门螺杆菌感染的治疗 [J].胃肠病学和肝病学杂志,2017,26(06):601-624.

［3］李振华，李保双，任顺平.口疮中医临床实践指南 (2018)[J].中医杂志,2020,61(03):267-276.

［4］张建中.初探影响青少年身高的要素及长高方法 [J].科学大众,2008(09):46.

［5］陈桂德，李忠义，刘莉，孙立娜，王亚丽.中老年及婴幼儿补充维生素 D 和钙剂的疗效分析 [J].中西医结合心血管病电子杂志,2020,8(24):78.

［6］徐春丽，潘秀芳，郑志昌，王培民.口服钙剂的合理应用 [J].药物流行病学杂志,2004(03):130-133.

温馨提示

本书内容作为知识分享，仅代表作者观点，供读者参考。由于不同人的体质和疾病状况不同，本书内容不能取代专业的医疗建议，因此如有不适，请及时至医院就诊，遵医嘱治疗。